日本摂食嚥下リハビリテーション学会eラーニング対応

第5分野
摂食嚥下障害患者の栄養

Ver.4

日本摂食嚥下リハビリテーション学会　編集

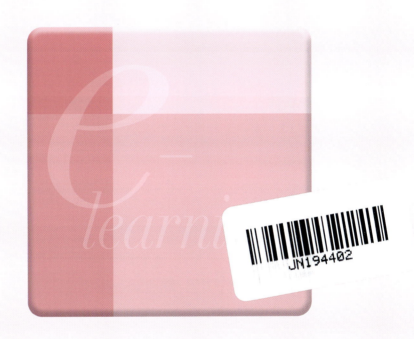

医歯薬出版株式会社

編集（日本摂食嚥下リハビリテーション学会教育委員会「摂食嚥下障害患者の栄養」担当.
＊同委員会委員長）

出江紳一＊：鶴巻温泉病院副院長
中尾真理：東北生活文化大学家政学部家政学科教授
尾﨑研一郎：足利赤十字病院リハビリテーション科副部長

執筆者一覧（執筆順）

栢下　　淳：県立広島大学地域創生学部健康科学コース教授
小城　明子：東京医療保健大学医療保健学部医療栄養学科教授
若林　秀隆：東京女子医科大学病院リハビリテーション科教授
近藤　国嗣：東京湾岸リハビリテーション病院院長
瀬田　　拓：ないとうクリニック
藤島一郎：浜松市リハビリテーション病院特別顧問
田中　直美：浜松市リハビリテーション病院看護課長
高橋　智子：元神奈川工科大学健康医療科学部教授
三鬼　達人：藤田医科大学ばんだね病院看護部長
　　　　　　摂食・嚥下障害看護認定看護師
中尾　真理：東北生活文化大学家政学部家政学科教授
江頭　文江：地域栄養ケアPEACH厚木

日本摂食嚥下リハビリテーション学会教育委員会

出江紳一（委員長）, 石野智子（～2024年）, 尾﨑研一郎, 工藤美香（2024年～）, 重田律子,
小山珠美（～2024年）, 柴田斉子, 戸原玄, 中尾真理, 中山渕利, 弘中祥司, 福永真哉,
山根由起子（2024年～）, 渡邉理沙

This book is originally published in Japanese
under the title of :

Nihon Sesshoku-Enge Rihabiriteshon Gakkai i Raningu Taio
Dai 5 Bunya Sesshoku-Enge Shogai Kanja-no Eiyo Bajon 4
(Based on The Japanese Society of Dysphagia
Rehabilitation e-learning programs
"5. Nutrition in Dysphagia" Ver. 4)

Editor :

The Japanese Society of Dysphagia Rehabilitation

© 2011 1st ed.
© 2024 4th ed.

ISHIYAKU PUBLISHERS, INC.
 7-10, Honkomagome 1 chome, Bunkyo-ku,
 Tokyo 113-8612, Japan

シリーズ Ver. 4 発行にあたって

　日本摂食嚥下リハビリテーション学会 (以下，学会) の会員数は 15,000 人を超え，さらに増加を続けている．また認定士は 4,000 人を超え，会員のなかで認定士が占める割合も増加している．それぞれの地域のニーズに対して未だ充足しているとはいえないにしても，このような普及は世界的にも例をみない．これは日本の医療者が「食」という QOL をいかに大切に扱ってきたかを反映していると思われる．

　誰でもが最初は初心者である．教育-研究-臨床実践は一体であり，知識を実践し，疑問を研究に結びつけ，その努力が新たな知識を生みだす．摂食嚥下リハビリテーションという学際科学の発展は，30 年前の初心者が地道に努力を続けてきた結果であることは間違いないが，そのような臨床家が集まり知見を交換する場を提供し，さらに教育コンテンツとして誰でもがアクセスできるようにした学会の意義は大きいと考える．

　本書は，学会インターネット学習システム (e ラーニング) の参考書である．令和 6 年度の e ラーニング改訂にあわせて本書も改訂されることとなり，ここに上梓されるに至った．今改訂においても新たなコンテンツの作成にあたられた方々をはじめとして関係各位に感謝申し上げる．現在の学問と臨床の水準にあわせてそれぞれのコンテンツを改訂したことに加えて，概念を整理するために内容の移動など編集にも注意を払った．今回新たに加わった項目として，「原因疾患：認知症」「コーチング」「気管カニューレ」「小児に対する画像検査の適応と実際」がある．病態を深く理解するとともに，患者・家族とのコミュニケーションを大切にして多職種協働を実践することがこの分野でも求められている．

　本書の内容は，摂食嚥下リハビリテーションの実践において多職種が連携するための共通言語である．学会認定士を目指す方はもちろん，すでに専門家として活躍されている方々が，周囲のスタッフを巻き込んで連携するための教育ツールとして活用することもできるだろう．本書が患者さんのために日々努力されている臨床家や教育者の役に立つことを願っている．

令和 6 年 11 月

一般社団法人日本摂食嚥下リハビリテーション学会

教育委員会委員長　**出江紳一**

シリーズ Ver. 3 発行にあたって

　日本摂食嚥下リハビリテーション学会（以下，学会）の会員数は 15,000 人を超え，毎年 1,000 人以上のペースで増加している．認定士は 3,000 人を超える．それぞれの地域のニーズに対して未だ充足しているとはいえないにしても，このような普及は世界的にも例をみない．これは日本の医療者が「食」という QOL をいかに大切に扱ってきたかを反映していると思われる．

　誰でもが最初は初心者である．教育-研究-臨床実践は一体であり，知識を実践し，疑問を研究に結びつけ，その努力が新たな知識を生みだす．摂食嚥下リハビリテーションという学際科学の発展は，30 年前の初心者が地道に努力を続けてきた結果であることは間違いないが，そのような臨床家が集まり知見を交換する場を提供し，さらに教育コンテンツとして誰でもがアクセスできるようにした学会の意義は大きいと考える．

　本書は，学会インターネット学習システム（e ラーニング）の参考書である．令和元年度の e ラーニング改訂にあわせて本書も改訂されることとなり，ここに上梓されるに至った．今改訂においても新たなコンテンツの作成にあたられた方々をはじめとして関係各位に感謝申し上げる．現在の学問と臨床の水準にあわせてそれぞれのコンテンツを改訂したことに加えて，概念を整理するために内容の移動など編集にも注意を払った．特に項目として新たにサルコペニア（第 5 分野）を立てたのは，高齢者の嚥下障害関連肺炎と摂食嚥下障害，およびサルコペニアの関連が注目されるとともに，その知見が集積されつつあることによる．

　本書の内容は，摂食嚥下リハビリテーションの実践において多職種が連携するための共通言語である．学会認定士を目指す方はもちろん，すでに専門家として活躍されている方々が，周囲のスタッフを巻き込んで連携するための教育ツールとして活用することもできるだろう．本書が患者さんのために日々努力されている臨床家や教育者の役に立つことを願っている．

　令和 2 年 5 月

一般社団法人日本摂食嚥下リハビリテーション学会

教育委員会委員長　　出江紳一

シリーズ Ver. 2 発行にあたって

　本書は，日本摂食嚥下リハビリテーション学会インターネット学習システム（e ラーニング）の参考書である．平成 27 年度の e ラーニング改訂に合わせて本書も改訂されることとなり，ここに上梓されるに至った．これまで同学会認定制度の確立，e ラーニングの立ち上げ，そして認定事業の継続と発展に携わってこられた関係各位に深く敬意を表する次第である．

　いうまでもなく摂食嚥下リハビリテーションは多職種協同の営みであり，疾患の急性期から生活期までの，すべての時期で重要な役割を演じるだけでなく，予防的な対応を含めると，ほとんどすべての国民に関係するといっても過言ではない．学会発足から 20 年が過ぎ，摂食嚥下リハビリテーションは専門性を深化させてきた．その多様で広汎な知識と技術のなかから，共通の基本的な医療関連知識を明示することが，専門領域の社会的責任として求められることになる．その意味で，誰でもが入手できる本書の意義は大きい．

　内容は，摂食嚥下の基本的理解，摂食嚥下障害の評価，同障害へのさまざまな対応等が網羅されており，それぞれの領域の第一人者により平易に述べられている．本書の基本的知識は日本摂食嚥下リハビリテーション学会認定士を目指す方はもちろん，すべての保健・医療・福祉関係者に有用であると思われる．より多くの方々が本書を参考書として摂食嚥下リハビリテーションの基本を学び，日々の実践に活かして下さることを願っている．

　平成 27 年 6 月

一般社団法人日本摂食嚥下リハビリテーション学会

教育委員会委員長　**出江紳一**

シリーズ刊行に寄せて（Ver. 1収載）

　日本摂食・嚥下リハビリテーション学会は，摂食・嚥下リハビリテーションにかかわる多職種が集まり，患者ニーズに対し協力的，効率的，合目的に対応を考えるというtrans disciplinaryな対応を可能とすべく，1996年9月に発足した．以来，本分野の研究，発展，普及に努めており，現在では会員数が6,000名を超えている．また，2009年8月には一般社団法人となり，急速に高まる社会的ニーズに応えるべく法人格を取得し，アイデンティファイされることとなった．

　本学会は，この法人格取得と同時に認定士制度を設けた．その目的は，認定士制度規約の第1条に記されているが，「『日本摂食・嚥下リハビリテーション学会認定士』制度は，日本摂食・嚥下リハビリテーション学会総則第2条『摂食・嚥下リハビリテーションの啓発と普及，その安全で効果的な実施のために貢献する』を積極的に具現化するために，摂食・嚥下リハビリテーションの基本的な事項と必要な技能を明確化し，それらの知識を習得した本学会の会員を認定することを目的とする」である．本領域の活動は，多職種が担う．そのため，摂食・嚥下リハビリテーションを行うに当たって，当該職種が知っておかなくてはならない共通の知識，そして各職種の適応と制限に関する知識を明確化しておくことは，学会の重要な責務であろう．また，そのような知識を有するものを学会が認定し，その知識レベルを保証することは大変意義深い．

　この知識は，われわれの活動の基礎になるものである．そして，その学習方法の一つが，本書の骨子となるeラーニングにあたる．この概要は，インターネット上で体系的に6分野78項目に分類された最重要事項を供覧することで，上記のような共通知識の整理をはかるものである．そして，この課程を修めることが，認定士受験資格の重要な要件の一つとなる．

　さらに，認定士の展開としては，認定を得たものがそれぞれの専門職種において，より専門的な知識や技能を修得できるような構造が望ましいと考えられる．例えば，この認定士資格をもつものが，高度な実習を要するセミナーに参加ができるなどである．また，関連する他の学会の学会員が，この認定士の水準を十分に備えていると認められるような場合は，申請により認定士の資格を与えるなど，関連学会と発展的な関係を築く基盤となる．

　今回，ここに上記のようなeラーニング各分野の学習内容をもとに，書籍を刊行することになった．それは，eラーニング受講者の学習の便をはかるとともに，より多くの人に必要最低限の共通知識を知ってもらい，本領域がいっそう伝播することを企図したことによる．

　そうして学習基盤を整理することで関係職種の多くの方が本学会へ参加できるようになり，それによって摂食・嚥下障害を有する患者の幸せに少しでも寄与することができれば，望外の喜びである．

2010年8月

一般社団法人日本摂食・嚥下リハビリテーション学会

理事長　**才藤栄一**

緒　言（Ver. 1収載）

　本書は，日本摂食・嚥下リハビリテーション学会インターネット学習システム（eラーニング）の参考書である．eラーニングによる学習を支援することを目的とし，eラーニングコンテンツを踏襲した内容で構成されている．内容は豊富で網羅的なので，日本摂食・嚥下リハビリテーション学会会員以外の方々にもおおいに参考にしていただけるものになっている．

　eラーニングは，2010年7月16日に開講した．その構想は2007年に認定制を計画することが決まり，認定士としてふさわしい知識をどのように会員に伝達するかを検討する過程で始まった．当初は研修会を日本各所で開催し，これらを受講した会員が認定士試験受験資格を得るという従来型の案もあったが，日本摂食・嚥下リハビリテーション学会会員の職種は，非常に広範囲にわたるので，共通の基本的な医療関連知識を担保する必要があった．たとえば，医療の総論的な内容やリスク管理の知識は教育環境にいる人たちにはあまり馴染みがないかもしれないが，このような知識は学会認定士にとっては必須事項になるべきである．

　このような広い内容を含めると，およそ20時間に相当するセミナーが必要になる．これを研修会のスタイルで行うには，物理的，経済的に困難だった．また，日本摂食・嚥下リハビリテーション学会会員は，少人数職場に従事しているため気軽に学会や研修会に参加しにくい環境にあることも多い．このような背景から，当時の資格制度準備委員会（現認定委員会）は，認定士試験受験資格としてのeラーニング構想を理事会に提案し，理事会において歓迎をもって受理され，学会の最重点課題の一つになった．

　2008年の第14回学術大会では，総会，シンポジウムでこの構想を発表し，理解をいただいた．その後，2年の歳月を経て，何とか準備が整い，2010年7月，開講に至った．

　コンテンツの作成は，日本摂食・嚥下リハビリテーション学会認定士のうち資格制度準備委員会で推薦し，理事会で承認された各分野の専門家76名と認定委員20名が分業してあたった．内容に関しては，コンテンツの作成者と認定委員との間で調整を行った．この作業は困難なこともあったが，各コンテンツは工夫された．また，最初の構想では必要最低限の知識を中心に構成される予定だったが，この域を大きく超えて，非常に充実した内容になった．

　実際のeラーニングをご覧いただくとわかるが，1コンテンツ10から15枚程度のスライドに，解説文が付随し，それを読み進め，最後に確認問題をして1コンテンツが終了するという構成になっている．動画なども多用してあり非常にわかりやすい内容である．しかし，一度学習が終了したあとに，再度確認したいということもあるだろうし，もう少し詳しい解説がほしいということもあるだろう．

　本書はこのような要望に対応することを目的に出版された．より多くの方に，有効に活用していただけることを願っている．

2010年8月

一般社団法人日本摂食・嚥下リハビリテーション学会

認定委員会委員長　**馬場　尊**

CONTENTS

シリーズVer.4発行にあたって／*iii*　シリーズVer.3発行にあたって／*iv*
シリーズVer.2発行にあたって／*v*　シリーズ刊行に寄せて（Ver.1）／*vi*
緒　言（Ver.1）／*vii*　eラーニング書籍版全体項目／*xiv*

§22　臨床栄養の基礎

66　栄養療法の基礎　　　　　　　　　　　　　　（栢下　淳）*2*

- Chapter 1　必要栄養量 ……………………………………………… *2*
- Chapter 2　日本における現状 ……………………………………… *2*
- Chapter 3　栄養状態の判定 ………………………………………… *3*
- Chapter 4　低栄養の診断基準（GLIM criteria）………………… *3*
- Chapter 5　低栄養の転機 …………………………………………… *4*
- Chapter 6　必要エネルギーの推定法 ……………………………… *5*
- Chapter 7　基礎代謝エネルギーの推定式 ………………………… *6*
- Chapter 8　必要タンパク質量 ……………………………………… *6*
- Chapter 9　必要脂質量 ……………………………………………… *7*
- Chapter 10　その他の栄養素 ……………………………………… *8*
- Chapter 11　摂食嚥下障害患者に対して ………………………… *8*
- Chapter 12　経腸栄養法 …………………………………………… *9*
- Chapter 13　胃瘻 …………………………………………………… *9*
- Chapter 14　静脈栄養 ……………………………………………… *10*
- Chapter 15　とろみを用いた水分補給 …………………………… *10*

67　栄養スクリーニング・栄養アセスメント　　　（小城明子）*12*

- Chapter 1　栄養管理プロセスにおける栄養スクリーニングと栄養アセスメントの
  位置づけ …………………………………………………………… *12*
- Chapter 2　栄養スクリーニングと栄養アセスメント ………… *12*
- Chapter 3　栄養スクリーニング：顕在化している栄養障害の抽出 ……… *13*
- Chapter 4　身体計測方法 ………………………………………… *14*
- Chapter 5　身体計測値の評価 …………………………………… *14*
- Chapter 6　栄養スクリーニング：潜在的な栄養障害の抽出 ……… *14*
- Chapter 7　標準化された栄養スクリーニング・ツール ……… *15*
- Chapter 8　栄養スクリーニング・ツール：SGA① ………… *15*
- Chapter 9　栄養スクリーニング・ツール：SGA② ………… *16*

▶ viii

Chapter 10	小児の栄養スクリーニング・ツール	17
Chapter 11	栄養アセスメント	17
Chapter 12	摂食嚥下障害患者に多くみられる栄養障害の評価ポイント：エネルギー・栄養素摂取量不足（相対的不足も含む）	18
Chapter 13	摂食嚥下障害患者に多くみられる栄養障害の評価ポイント：水分摂取量不足	18

68 リハビリテーション栄養 （若林秀隆）20

Chapter 1	リハビリテーション栄養とは	20
Chapter 2	リハビリテーションの臨床現場では低栄養を認める患者が多い	21
Chapter 3	リハビリテーション栄養ケアプロセス	21
Chapter 4	リハビリテーション栄養での診断推論と診断	22
Chapter 5	低栄養の診断（GLIM基準）	23
Chapter 6	悪液質と診断基準	23
Chapter 7	運動によるエネルギー消費量	24
Chapter 8	リハビリテーション栄養でのゴール設定	25
Chapter 9	1日エネルギー必要量と攻めの栄養療法	25
Chapter 10	サルコペニアとは	25
Chapter 11	サルコペニアの摂食嚥下障害；誤嚥性肺炎	26

69 サルコペニア （若林秀隆）28

Chapter 1	サルコペニアの定義	28
Chapter 2	サルコペニアの診断	28
Chapter 3	サルコペニアの原因	29
Chapter 4	サルコペニアの原因と対応：リハビリテーション栄養	29
Chapter 5	サルコペニアと摂食嚥下障害：4学会合同ポジションペーパー	30
Chapter 6	サルコペニアの摂食嚥下障害の歴史	30
Chapter 7	サルコペニアの摂食嚥下障害の定義	30
Chapter 8	サルコペニアの摂食嚥下障害の診断フローチャート	31
Chapter 9	サルコペニアの摂食嚥下障害の有病割合と予後	32
Chapter 10	サルコペニアの摂食嚥下障害の治療	32
Chapter 11	サルコペニアの摂食嚥下障害の予防	32
Chapter 12	サルコペニアの摂食嚥下障害の展望	33

CONTENTS

70 障害者・高齢者の栄養管理 （近藤国嗣）35

- Chapter 1 高齢者の栄養障害 ･･････････････････････････････ 35
- Chapter 2 日本人高齢者の栄養摂取量 ･････････････････････ 36
- Chapter 3 高齢者の低栄養の要因：食欲低下 ･････････････ 36
- Chapter 4 高齢者に適した栄養評価 ･･･････････････････････ 37
- Chapter 5 日本人高齢者の推定エネルギー必要量 ･････････ 38
- Chapter 6 身体活動レベル別にみたタンパク質の目標量 ･･･ 38
- Chapter 7 高齢者の栄養管理のガイドライン ･･･････････････ 39
- Chapter 8 脳卒中急性期の栄養障害 ･･･････････････････････ 39
- Chapter 9 脳卒中患者における栄養と帰結 ･･･････････････ 41
- Chapter 10 脳卒中患者での経口摂取と栄養との関係 ･･･････ 41
- Chapter 11 脳卒中治療ガイドライン2021 ･･････････････････ 42
- Chapter 12 回復期リハビリテーション病棟では入院時約４割が低栄養 ･･････････ 42
- Chapter 13 回復期リハビリテーション病棟入院中にるい痩患者が増加している ･･･ 43
- Chapter 14 栄養改善度が高いほどFIM効率，利得が高い ･･････････････ 43
- Chapter 15 脳卒中患者への栄養療法 ･･････････････････････ 44
- Chapter 16 大腿骨近位部骨折患者への栄養療法 ･･･････････ 44
- Chapter 17 高齢者への栄養療法単独での効果 ･･･････････････ 44
- Chapter 18 肥満例や低活動高齢者に対するHarris-Benedictの式（H-B式）
  使用時の問題点 ･････････････････････････････････ 45
- Chapter 19 経管栄養は誤嚥性肺炎を防げるか ･･･････････････ 45
- Chapter 20 日本での胃瘻造設後の長期生存率 ･･･････････････ 46
- Chapter 21 半固形栄養と経胃的腸瘻による胃食道逆流への対応 ･･･････ 47
- Chapter 22 半固形栄養のエビデンス ･････････････････････ 48

§23 経管栄養法

71 経管栄養の適応・種類と特徴・合併症 （瀬田 拓）52

- Chapter 1 経管栄養の適応 ･･･････････････････････････････ 52
- Chapter 2 経管栄養の禁忌 ･･･････････････････････････････ 52
- Chapter 3 経管栄養の利点 ･･･････････････････････････････ 53
- Chapter 4 経管栄養の種類 ･･･････････････････････････････ 53
- Chapter 5 代表的な経管栄養法の特徴 ･････････････････････ 54
- Chapter 6 栄養法選択のアルゴリズム ･････････････････････ 55

Chapter 7	慎重に適応を判断すべき疾患・病態	56
Chapter 8	経管栄養による合併症 ①	56
Chapter 9	経管栄養による合併症 ②	56
Chapter 10	経管栄養による合併症 ③	57

72 具体的方法：経鼻経管栄養法・間歇的経管栄養法・胃瘻栄養法 （藤島一郎，田中直美）58

1：経鼻経管栄養 …… 58

Chapter 1	チューブの選択	58
Chapter 2	チューブ挿入の長さ	59
Chapter 3	頸部回旋でのチューブ挿入方法	59
Chapter 4	なぜ，挿入する鼻腔と反対側に頸部を回旋するのか？	60
Chapter 5	推奨されているチューブの位置確認方法	61
Chapter 6	胃管挿入後の先端位置確認方法別メリット・デメリット	61
Chapter 7	胃管挿入から初回栄養剤投与までのフローチャート	62
Chapter 8	経鼻栄養チューブ挿入確認マニュアル	62

2：間歇的経管栄養法（間歇的口腔食道栄養法；OE法，IOE），間歇的口腔胃栄養法（OG法） …… 63

Chapter 9	開始前の確認	63
Chapter 10	OE法・OG法のチューブの挿入	64
Chapter 11	OE法・OG法の注入	65

3：胃瘻（gastrostomy） …… 65

| Chapter 12 | 瘻孔の管理 | 65 |
| Chapter 13 | 胃瘻カテーテル交換と管理 | 66 |

4：経管栄養注入に共通する注意事項 …… 67

Chapter 14	胃食道逆流・下痢・経管栄養剤汚染の予防	67
Chapter 15	内服薬によるチューブの閉塞の予防	67
Chapter 16	誤接続防止	68
Chapter 17	半固形栄養経管栄養	68

§24 食物形態の調整

73 食物物性・形態（食物形態の調整） （高橋智子）72

| Chapter 1 | はじめに | 72 |
| Chapter 2 | 食物の物性と形態の関連性 | 72 |

▶ xi

Chapter 3	食物を形態から分類する	73
Chapter 4	液状食物の物性を評価する方法 ①	73
Chapter 5	食物形態を物性で分類する(液状食物)	74
Chapter 6	液状食物の物性を評価する方法 ②	75
Chapter 7	コーンプレート型回転粘度計におけるずり速度とは	75
Chapter 8	ずり速度と粘度(粘性率)の関係	76
Chapter 9	食物の物性を評価する方法(粘度測定)	77
Chapter 10	半固形状食物を機器測定により評価する方法	77
Chapter 11	固形状食物を機器測定により評価する方法	78
Chapter 12	食物の物性を評価する方法(テクスチャー特性の測定)	79
Chapter 13	食物の形態と物性を変化させる要因(その1)テクスチャー測定条件	79
Chapter 14	圧縮速度・クリアランスの硬さへの影響	80
Chapter 15	測定時食品温のテクスチャー特性への影響	80
Chapter 16	食物の形態と物性を変化させる要因(その2)	81
Chapter 17	食物の摂食過程の物性変化を把握する	82

74 増粘食品の使用方法

(三鬼達人) 84

Chapter 1	はじめに	84
Chapter 2	増粘食品の特徴, 種類, 使用方法	84
Chapter 3	増粘食品の分類と特徴	84
Chapter 4	増粘食品の使用方法	85
Chapter 5	学会分類2021(とろみ)	86
Chapter 6	増粘食品のおもな種類と特徴	86
Chapter 7	とろみが付きにくい飲料への対応	87
Chapter 8	きざみ食・ミキサー食に使用する場合	87
Chapter 9	ゲル化剤の種類, 各種特徴, 使用方法	88
Chapter 10	各種ゲル化剤の比較	89
Chapter 11	増粘食品を用いた経腸栄養剤の半固形化法	89
Chapter 12	半固形化法の手順例	91
Chapter 13	半固形化法の注意点, 適応	91

75 嚥下調整食

(中尾真理, 栢下 淳) 93

| Chapter 1 | 嚥下調整食に求められるもの | 93 |
| Chapter 2 | 必要栄養量の充足と嚥下調整食の経口摂取 | 93 |

Chapter 3	日本摂食嚥下リハビリテーション学会嚥下調整食分類開発の経緯 …… 94
Chapter 4	日本摂食嚥下リハビリテーション学会嚥下調整食分類の作成目的 …… 94
Chapter 5	日本摂食嚥下リハビリテーション学会嚥下調整食分類2021の概要 …… 95
Chapter 6	日本摂食嚥下リハビリテーション学会嚥下調整食分類2021の全容 …… 95
Chapter 7	コード0, 1j …………………………………………………… 96
Chapter 8	コード2 ……………………………………………………… 96
Chapter 9	コード3, 4 ………………………………………………… 97
Chapter 10	学会分類2021（食事）早見表 ……………………………… 97
Chapter 11	学会分類2021（とろみ）の概要 …………………………… 97
Chapter 12	学会分類2021（とろみ）早見表 …………………………… 99
Chapter 13	とろみの程度を確認する方法 ……………………………… 100
Chapter 14	学会分類2021（とろみ）簡易評価方法 ①：LST（Line Spread Test）… 101
Chapter 15	学会分類2021（とろみ）簡易評価方法 ②：シリンジ残存量テスト …… 102

76 調理器具

（江頭文江） 103

Chapter 1	はじめに ……………………………………………………… 103
Chapter 2	嚥下調整食に求められるもの ……………………………… 103
Chapter 3	嚥下調整食の調理に注意したい食材の特徴 ……………… 104
Chapter 4	嚥下調整食調理の工夫 ……………………………………… 105
Chapter 5	切り方の工夫の例 …………………………………………… 105
Chapter 6	軟らかく加熱する工夫の例 ………………………………… 106
Chapter 7	つなぎでまとめる工夫の例 ………………………………… 106
Chapter 8	つなぎとして利用できる食品 ……………………………… 106
Chapter 9	なめらかにミキサーにかけるときのポイント …………… 107
Chapter 10	調理器具―粉砕器具― ……………………………………… 107
Chapter 11	粉砕器具の種類と特徴 ……………………………………… 107
Chapter 12	ハンドブレンダーの使い方 ………………………………… 108
Chapter 13	業務用粉砕器具の用途 ……………………………………… 109
Chapter 14	600μmのメッシュの裏ごし器 …………………………… 109
Chapter 15	嚥下調整食の品質管理 ……………………………………… 109

索　引 ……………………………………………………………… 111

本書は，日本摂食嚥下リハビリテーション学会eラーニングの内容に対応した書籍となっています．eラーニングの受講方法等につきましては，日本摂食嚥下リハビリテーション学会のホームページをご参照下さい．

eラーニング書籍版全体項目

分野（第1段階）	授業科目（第2段階）	no.	コース（第3段階）	管理者（敬称略）
摂食嚥下リハビリテーションの全体像（第1分野）	1. 総論	1	リハビリテーション医学総論	才藤栄一
		2	摂食嚥下のリハビリテーション総論	椿原彰夫
	2. 解剖・生理	3	構造（解剖）	依田光正
		4	機能（生理）	下堂薗恵
		5	嚥下モデル：4期モデル・プロセスモデル・5期モデル	松尾浩一郎
	3. 原因と病態	6	摂食嚥下各期の障害	飯田貴俊
		7	原因疾患：脳卒中	重松 孝, 藤島一郎
		8	原因と病態：神経筋疾患	野崎園子
		9	頭頸部癌による摂食嚥下障害	山田律子
		10	原因疾患：認知症	辻村恭憲
		11	加齢と摂食嚥下機能	辻村恭憲
		12	合併症：誤嚥性肺炎・窒息・低栄養・脱水	藤谷順子
		13	合併症と摂食嚥下に影響する要因	藤谷順子
摂食嚥下リハビリテーションの前提（第2分野）	4. リスク回避	14	リスク回避のための基礎知識：体位ドレナージ・スクイージング・ハフィング	永見慎輔
		15	誤嚥への対処法	加賀谷斉
		16	窒息・嘔吐への対処法	俵 祐一, 神津 玲
		17	リスク回避に有用な機器と使い方	鈴木瑞惠
	5. 感染対策	18	感染防御総論	市村久美子
		19	食中毒の防止	石野智子
	6. 医療における対話	20	コーチング	出江紳一
	7. 関連法規・制度	21	訓練実施に関連する医療関係法規	鎌倉やよい
		22	摂食嚥下リハビリテーションにかかわる診療報酬	小野木啓子, 植田耕一郎
		23	摂食嚥下リハビリテーションにかかわる介護報酬	小野木啓子, 植田耕一郎
摂食嚥下障害の評価（第3分野）	8. 患者観察のポイント	24	主訴・病歴・問診	青柳陽一郎, 加賀谷斉
		25	全身状態・局所症状	青柳陽一郎, 加賀谷斉
	9. スクリーニングテスト	26	質問紙・包括的評価（スクリーニングテスト）	深田順子, 小山珠美
		27	摂食嚥下障害の評価（スクリーニングテスト）	山口浩平, 戸原 玄
		28	その他のスクリーニングテスト	中川量晴
		29	医療機器による評価	中山渕利
	10. 嚥下内視鏡検査	30	概要・必要物品・管理	野原幹司
		31	検査の実際・合併症とその対策	藤井 航
		32	正常所見・異常所見，小児の検査の要点	太田喜久夫, 木下憲治
	11. 嚥下造影	33	概要・必要物品・合併症とその対策	武原 格
		34	検査の実際・合併症とその対策	柴田斉子
		35	嚥下造影の正常像・異常像，小児に対する嚥下造影の要点	馬場 尊, 北住映二
	12. 重症度分類	36	摂食嚥下障害臨床の重症度分類／摂食嚥下能力グレード／摂食嚥下状況のレベル	國枝顕二郎, 加賀谷斉
摂食嚥下リハビリテーションの介入（第4分野）	13. 口腔ケア：総論	37	口腔ケアの定義，期待される効果	尾崎研一郎
		38	歯・義歯・口腔粘膜の観察	渡邊 裕, 菊谷 武
		39	唾液分泌の基礎知識	柴田享子
	14. 口腔ケア：各論	40	口腔ケアの準備法，歯の清掃法・薬剤	柴田享子
		41	舌・粘膜の清掃法，洗浄・うがい・保湿，必要器具・必要薬剤	石田 瞭
		42	小児の口腔ケアのポイント	水上美樹
摂食嚥下リハビリテーションの介入（第4分野）	15. 間接訓練：総論	43	間接訓練の概念	稲本晃子, 園田 茂
		44	筋力訓練・関節可動域訓練の基礎	椿原彰夫
	16. 間接訓練：各論	45	口腔器官の訓練	西尾正輝
		46	鼻咽腔閉鎖・咽頭腔収縮・咽頭閉鎖訓練	倉智雅子
		47	発声訓練	福岡達之
		48	準備期・口腔期に対する間接訓練	熊倉勇美
		49	咽頭期に対する間接訓練：Thermal tactile stimulation・Shaker訓練・治療機器	椎名英貴
		50	咽頭期に対する間接訓練：チューブ嚥下訓練・バルーン拡張法	北條京子
		51	呼吸および頸部に対する訓練	俵 祐一, 神津 玲
	17. 直接訓練：総論	52	直接訓練の概念・開始基準・中止基準	小島千枝子, 岡田澄子
		53	段階的摂食訓練の考え方	柴本 勇
		54	気管カニューレ	金沢英哲
	18. 直接訓練：各論	55	直接訓練時の環境設定	浅田美江
		56	直接訓練で用いる嚥下誘発手技	兼岡麻子
		57	体位・頭部姿勢の調整	栗飯原けい子, 岡田澄子
		58	直接訓練で用いる嚥下手技	清水充子
		59	食事場面の直接訓練	小島千枝子
	19. 食事介助	60	食事場面の観察（中止を考えるとき，条件を守る工夫）	石崎直彦
		61	食具・自助具・食事介助方法	竹市美加
		62	摂食嚥下障害患者に対する食事介助	小山珠美
		63	認知症（認知機能障害）がある際の食事介助	福永美保
	20. 口腔内装置	64	食事時の口腔内装具（義歯，PAP，PLP）	渡邊 裕, 鄭 漢忠
	21. 外科治療	65	嚥下機能改善手術・誤嚥防止手術	津田豪太
摂食嚥下障害患者の栄養（第5分野）	22. 臨床栄養の基礎	66	栄養療法の基礎	栢下 淳
		67	栄養スクリーニング・栄養アセスメント	小城明子
		68	リハビリテーション栄養	若林秀隆
		69	サルコペニア	若林秀隆
		70	障害者・高齢者の栄養管理	近藤国嗣
	23. 経管栄養法	71	経管栄養の適応・種類と特徴・合併症	瀬田 拓
		72	具体的な方法：経鼻経管栄養法・間欠的経管栄養法・胃瘻栄養法	藤島一郎, 田中直美
	24. 食物形態の調整	73	食物物性・形態（食物形態の調整）	高橋智子
		74	増粘食品の使用方法	三鬼達人
		75	嚥下調整食	中尾真理, 栢下 淳
		76	調理器具	江頭文江
小児の摂食嚥下障害（第6分野）	25. 総論	77	小児の摂食嚥下リハビリテーションの特殊性，障害の分類と特徴	弘中祥司
		78	摂食嚥下障害の発症と障害	弘中祥司
	26. 原因疾患	79	構造の異常	舘村 卓
		80	機能の異常	田角 勝, 弘中祥司
	27. 小児への対応	81	評価・介入	綾野理加
		82	小児に対する画像検査の適応と実際	大久保真衣
		83	栄養管理	近藤和泉

§22

臨床栄養の基礎

第5分野
摂食嚥下障害患者の栄養
22—臨床栄養の基礎

66

栄養療法の基礎

Lecturer ▶ **栢下　淳**

県立広島大学地域創生学部
健康科学コース教授

学習目標
Learning Goals

- 栄養不良の概念を理解する
- 栄養不良への介入方法を理解する

▶ Chapter 1　**必要栄養量** → (eラーニング ▶ スライド2)

　この章では，栄養療法の基礎について学習する．ここで示す栄養は，エネルギー，タンパク質，脂質，炭水化物，ビタミン類，ミネラル類である．また，水分の量についても述べる．

　摂食嚥下障害患者が経口摂取する場合，食形態に配慮が必要であり，食形態によっては必要な栄養の確保が困難なため，経口以外からの栄養補給を併用することが必要な場合がある．

　必要なエネルギー量の算定は実測することが望ましいが，実測が困難な場合には基礎代謝推定式をもとに算出する．

　各種栄養素の必要量については，「日本人の食事摂取基準」[1]の当該「性・年齢」に該当する量を参考にする．ただし，疾患によっては，ガイドラインに栄養療法の記載があるので，それを参考にする．

▶ Chapter 1 の確認事項 ▶ eラーニング スライド2対応

1 栄養の重要性と，必要栄養量の考え方を理解する．

▶ Chapter 2　**日本における現状** → (eラーニング ▶ スライド3)

　日本において低栄養患者の存在割合を調べる調査が，厚生労働省の研究班により1990年代後半に実施された[2]．このときの低栄養か否かを判断する基準には，血清アルブミン値が用いられた．血清アルブミンとは，半減期が20日程度の血液中に存在するタンパク質である．血清アルブミンが低値を示すということは，測定日の2週間程度前から食欲不振等で栄養状態が悪くなる状況にあったと推察される．この血清アルブミンが3.5g/dL未満の者は，人間ドックで測定すると1％もいないのに対し，入院患者では40％程度も存在することがわかった（**図1**）．低栄養状態にならないためや，低栄養状態の回復には，適切な栄養量を摂取する必要がある．

▶ Chapter 2 の確認事項 ▶ eラーニング スライド3対応

1 日本における低栄養の現状を理解する．

▶ 2

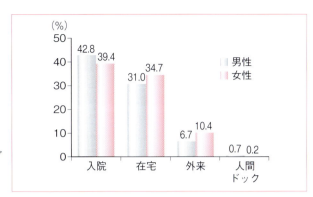

図1 日本における低栄養患者（血清アルブミン値3.5g/dL未満）の割合（松田, 1996-1999.[2]）

Chapter 3　栄養状態の判定 →（eラーニング▶スライド4）

　高齢者は低栄養に陥りやすいので，栄養状態判定の簡易スクリーニングが広く用いられている．Mini Nutritional Assessment Short Form（MNA-SF）は65歳以上の高齢者の栄養状態を簡単に評価するためのアセスメントツールで，現在では2009年IAGG（国際老年医学会）総会において完成した6項目からなるバージョン（MNA-SF）が，日本をはじめとした世界各国で活用されている（p.37参照）．

Chapter 4　低栄養の診断基準（GLIM criteria） →（eラーニング▶スライド5）

　2018年に，世界的にコンセンサスが得られた栄養評価のアセスメントツールであるGLIM criteria（GLIM基準）が発表された（図2）．アセスメント・診断（重症度判定）は，「現症」の3項目「① 意図しない体重減少」「② 低BMI」「③ 筋肉量の減少」と，「病因」の2項目「① 食事摂取量減少／消化吸収能低下」「② 疾病による負荷／炎症の関与」を用いて行う．現症と病因の各々に1項目以上が該当すると低栄養と判断できる．
　さらに，低栄養を「炎症」に従って四つの分類「① 慢性疾患で炎症を伴う低栄養」「② 急性疾患あるいは外傷による高度の炎症を伴う低栄養」「③ 炎症はわずか，あるいは認めない慢性疾患による低栄養」「④ 炎症はなく飢餓による低栄養（社会経済的や環境的要因による食糧不足に起因）」に分類している．

▶ Chapter 4の確認事項 ▶ eラーニング スライド5対応

1 GLIM criteriaの評価事項を理解する．
2 GLIM criteriaに基づく評価基準を理解する．

低栄養の診断基準：GLIM criteria
アセスメント▶診断

現症			病因	
意図しない体重減少	低BMI (kg/m²)	筋肉量減少	食事摂取量減少／消化吸収能低下	疾患による負荷／炎症の関与
□>5%：過去6か月以内 or □>10%：過去6か月以上	□<20：70歳未満 □<22：70歳以上 [アジア] □<18.5：70歳未満 □<20：70歳以上	□筋肉量減少：身体組成測定（DXA，BIA，CT，MRIなどで計測） [アジア] □筋肉量減少：人種による補正（上腕周囲長，下腿周囲長などでも可）	□食事摂取量≦50%（エネルギー必要量の）：1週間以上 OR □食事摂取量の低下：2週間以上持続 OR □食物の消化吸収障害：慢性的な消化器症状	□急性疾患や外傷による炎症 OR □慢性疾患による炎症

上記3項目の一つ以上に該当　and　上記2項目の一つ以上に該当

診　断

低栄養

重症度判定

	現症	体重減少	低BMI (kg/m²)	筋肉量減少
ステージ1	中等度低栄養	□5〜10%：過去6か月以内 □10〜20%：過去6か月以上	□<20：70歳未満 □<20：70歳以上	□軽度-中程度の減少
ステージ2	重度の低栄養	□>10%：過去6か月以内 □>20%：過去6か月以上	□>18.5：70歳未満 □<20：70歳以上	□重大な減少

低栄養と炎症に関連する病因別4分類

□慢性疾患で炎症を伴う低栄養	□急性疾患あるいは外傷による高度の炎症を伴う低栄養	□炎症はわずか，あるいは認めない慢性疾患による低栄養	□炎症はなく飢餓による低栄養（社会経済的や環境的要因による食糧不足に起因）

図2　GLIM criteria（アボットジャパン社資料より作成）
アセスメント・診断（重症度判定）は，「現症」の3項目と「病因」の2項目を用いて行う．重症度判定はアセスメント・診断で用いた「現症」で，2段階の重症度を判定する．GLIM criteriaでは，低栄養を「炎症」に従い，「①慢性疾患で炎症を伴う低栄養」「②急性疾患あるいは外傷による高度の炎症を伴う低栄養」「③炎症はわずか，あるいは認めない慢性疾患による低栄養」「④炎症はなく飢餓による低栄養（社会経済的や環境的要因による食糧不足に起因）」の四つの病因別に分類している．

▶ Chapter 5　低栄養の転機 → （eラーニング▶スライド6）

　図3はMNAで「栄養状態良好」「At risk（低栄養の恐れあり）」「低栄養」と判定された入院患者の予後を，約3年にわたり観察した結果である．入院後，1,000日経過した時点での生存率は，栄養状態良好な場合は8割程度であるのに対し，低栄養の場合には2割程度である．このことから，栄養管理は予後に大きく関与することがわかる．

▶ Chapter 5の確認事項 ▶eラーニング スライド6対応

1 栄養管理が予後に関与することを理解する．

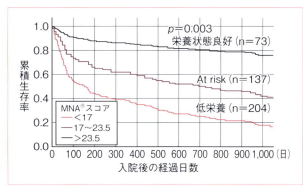

図3　低栄養の転機(Kagansky, et al., 2005.[3])
- 入院時に質問紙 MNA で栄養状態を判定し，約1,000日間の生存曲線を示している．
- 低栄養患者に適切な栄養管理を行わなかった場合の生存率は著しく低い．

表1　必要エネルギーの推定法

摂食嚥下障害患者に投与するエネルギー量を決める方法
- 間接熱量計を用いて実測する．
- 基礎代謝エネルギーの推定式を用いる．

　　基礎代謝エネルギーの推定は，複数存在（Chapter 7，表2参照）．
　　表2中の①②は日本人を対象として作成された推定式
　　表2中の③は，米国人を対象として作成された推定式
　　日本人を対象として作成された推定式は，日本人を対象とした場合には，誤差が少ないとの報告がある．

　　基礎代謝エネルギーをもとに，活動係数やストレス係数を考慮して，必要エネルギー量を決定する．
　　必要エネルギー量＝基礎代謝量×活動係数×ストレス係数
　　活動係数；寝たきり1.0，半臥床1.2，歩行可能1.3
　　ストレス係数；手術1.1〜1.4，発熱，37℃を1℃超えるごとに13％増加

- 基礎代謝量とは，早朝空腹時に快適な室内において安静仰臥位で測定した代謝量である．

Chapter 6　必要エネルギーの推定法 →（eラーニング▶スライド7）

適切な投与栄養素量を決める場合，まず必要なエネルギー量を決める．その方法として，
① 間接熱量計を用いて実測する．
② 基礎代謝エネルギーの推定式を用いる．

の二つの方法がある（**表1**）．多くの病院や施設では，基礎代謝エネルギーの推定式を利用することが多い．また，基礎代謝の推定式は，複数存在する．日本人を対象として作成された推定式もある．推定式の詳細は次の Chapter で説明する．

　基礎代謝エネルギー推定式で算出された値に活動係数やストレス係数を乗じて投与エネルギー量を決定する．基礎代謝エネルギーとは，早朝空腹時に快適な室内において安静仰臥位で測定した代謝量なので，この値をもとに活動量やストレス度を加味して，投与エネルギー量を決める．

Chapter 6 の確認事項 ▶ eラーニング スライド7対応

 必要エネルギー量算出の考え方を理解する．

表2　基礎代謝エネルギーの推定式

① 基礎代謝量（BMI 18.5～25 kg/m² の場合）
　基礎代謝基準値 × W
　W は体重（kg）
　基礎代謝基準値：男性 50～64 歳：21.8 kcal/kg/日，65 歳～74 歳：21.6 kcal/kg/日，75 歳以上：
　　　　　　　　　　21.5 kcal/kg/日
　　　　　　　　　女性 50 歳以上：20.7 kcal/kg/日
② 国立健康・栄養研究所の式（Ganpule の式，2007 年）
　（0.0481 × W + 0.0234 × H − 0.0138 × Y − 定数）× 1000/4.186
　W は体重（kg），H は身長（cm），Y は年齢，定数は性別　男性 0.4235，女性 0.9708
③ Harris-Benedict（ハリス・ベネディクト）の式（1919 年）
　男性　66.4730 + 13.7516 × W + 5.0033 × H − 6.7550 × A
　女性　655.0955 + 9.5634 × W + 1.8496 × H − 4.6756 × A
　W は体重（kg），H は身長（cm），A は年齢

表3　必要タンパク質量

・ヒトに対して良質なタンパク質を用いて行った窒素（タンパク質）出納試験では，窒素平衡維持量 0.66 g/kg 体重/日．
・日本人の食事摂取基準（2020 年版）では，0.66* ÷ 0.9（消化吸収率）× 1.25（個人差変動）＝ 0.92 g/kg 体重/日 を推奨量としている．
・タンパク質の必要量は，次の因子により影響される．
　食欲不振などで食事量が減少すると，タンパク質からエネルギーを補給するため，タンパク質必要量は増加する．
　感染・外傷・ストレスがある場合，タンパク質必要量は増加する．
・施設入所者や在宅で療養している高齢者では，必要なタンパク質量を摂取できていない事例も多い．

▶ Chapter 7　基礎代謝エネルギーの推定式（表2）→（eラーニング▶スライド8）

ここでは，三つの基礎代謝エネルギー推定式を紹介する．日本人を対象として考えられた推定式は，表2中の① 基礎代謝基準値[1]，② 国立健康・栄養研究所の式[4]であり，③ Harris-Benedict（ハリス・ベネディクト）の式[5]は，米国人を対象として考えられた式である．①の式を利用する場合は，変数に体重（kg）を代入する．②の式を利用する場合には，身長（cm），体重（kg），年齢のほか，定数の部分に性別として，男性の場合 0.4235，女性の場合 0.9708 を代入し算出する．③の式は，身長（cm），体重（kg），年齢を代入して算定する．最近の研究では，日本人の基礎代謝を求める場合には③の式に比べ①，②の式のほうが誤差が少ないという報告がある[6]．

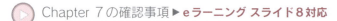

Chapter 7 の確認事項 ▶ eラーニング スライド 8 対応

1　基礎代謝エネルギーの推定式は複数あることを理解する．

▶ Chapter 8　必要タンパク質量（表3）→（eラーニング▶スライド9）

エネルギーの投与量が決まると，次いでタンパク質の投与量を決める．このときに基礎となるのが，過去に報告された窒素出納試験結果である．合計 154 人の被験者に対して良質なタンパク質を用いて窒素出納試験を行い，窒素平衡を維持できる量として「0.66 g/kg（体重）/日」が求められた[1]．

日本人の食事摂取基準（2020 年版）では，この 0.66 に日常食混合タンパク質の消化吸収率を 90% として 0.66 ÷ 0.9 を求め，さらに，個人差変動率として 1.25 倍したものをタンパク質の推奨量とされた．この式から求められるタンパク質量は 0.92 g/kg（体重）/日である．なお，推奨量とは，それを摂取した場合，97.5% の者が充足できると考えられる量である．

表4 必要脂質量

・必須脂肪酸であるn-6系多価不飽和脂肪酸およびn-3系多価不飽和脂肪酸の不足が起こらないように考慮する.
・n-6系多価不飽和脂肪酸が欠乏すると, 皮膚の荒れから皮膚炎に進展する.
・n-3系多価不飽和脂肪酸が欠乏すると, 皮膚炎や創傷治癒の遅延が起こる.
・n-6系多価不飽和脂肪酸の欠乏を防ぐために, リノール酸をエネルギー比で2%は確保する. リノール酸は, 植物油に多く含まれる.
・n-3系多価不飽和脂肪酸の欠乏を防ぐために, α-リノレン酸をエネルギー比で0.5〜1.0%は確保する. α-リノレン酸は大豆やマグロに多く含まれる.
・食事で摂取する場合には, 摂取エネルギーの20%を脂質から摂取すれば, 必須脂肪酸の不足の可能性は低い.

しかし, タンパク質の生体の要求量としては, 次の要因により変動する.

① エネルギー摂取量が増加すると, タンパク質の節約効果により, タンパク質の必要量は下がる. 逆に, エネルギー摂取量が減少すると, タンパク質をエネルギーとして燃焼する必要が生じるため, タンパク質の必要量は増加する.

② 感染・外傷・ストレスでは, タンパク質必要量は増加する.

施設入所者や在宅で療養している高齢者では, 体内からのタンパク質排出量が摂取タンパク質量を上まわっていることが少なくないと報告されている[7].

Chapter 8の確認事項 ▶ eラーニング スライド9対応

[1] タンパク質摂取の目安を理解する.
[2] 必要タンパク質量の変動要因を理解する.

Chapter 9　必要脂質量 (表4) → (eラーニング ▶ スライド10)

脂質の投与量について考える. 体内で合成することができない必須脂肪酸の不足が起こらないようにする. 必須脂肪酸は, n-6系多価不飽和脂肪酸およびn-3系多価不飽和脂肪酸である.

n-6系多価不飽和脂肪酸が欠乏すると, 皮膚の荒れから皮膚炎に進展する[8]. n-3系多価不飽和脂肪酸が欠乏すると, 皮膚炎や創傷治癒の遅延が起こる[9]. n-6系多価不飽和脂肪酸の欠乏を防ぐために, リノール酸をエネルギー比で2%は確保する. n-3系多価不飽和脂肪酸の欠乏を防ぐために, α-リノレン酸をエネルギー比で0.5〜1.0%は確保する. これらを考えた場合, 摂取エネルギーの20%を脂質から摂取する必要がある.

Chapter 9の確認事項 ▶ eラーニング スライド10対応

[1] 脂質投与時の注意点を理解する.
[2] 必須脂肪酸の不足が招く身体症状を理解する.

表5 水分の確保

- 摂食嚥下障害患者のリスクの一つに脱水がある。脱水にならないためには、必要な水分を確保する必要がある。
- 体重1kgあたり成人では40～50mL、高齢者では30～40mL程度が必要である。
- 上記の計算値に、食物由来の水分量を差し引き算定する。
- 水分として、約1,000mLが必要となる場合が多い。
- ただし、心疾患・浮腫などで水分制限がある場合には、その指示に従う。

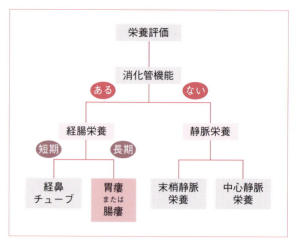

図4 経口摂取ができない摂食嚥下障害患者に対する栄養補給方法の選択

Chapter 10 その他の栄養素 →（eラーニング▶スライド11）

これまでに述べてきた栄養素以外の投与量の考え方としては、「日本人の食事摂取基準」の推奨量または目安量の確保をめざす。推奨量とは、ヒトを用いた試験において不足が起こらないように科学的な根拠に基づき求められた数値であり、目安量は、ヒトを用いた試験が困難なため実施されていないが、動物実験の結果などを用いて設定された値である。「日本人の食事摂取基準」では、不足の可能性がある栄養素については、年齢階級、性別ごとに推奨量または目安量が設定されている。ただし、基礎疾患によっては、疾病増悪防止のため、特定の栄養素の制限が行われることもある。

摂食嚥下障害患者のリスクの一つに、脱水がある。脱水にならないためには、必要な水分を確保する必要がある。投与水分量の考え方として、体重1kgあたり成人では40～50mL、高齢者では30～40mL程度が必要である。ここで求められた値から、食物由来の水分量を差し引き、液体として投与する量を算定する。その量の概算として、約1,000mLが必要となる場合が多い。ただし、心疾患・浮腫などで水分制限がある場合には、その指示に従う（表5）。とろみを付けた液体（水やお茶など）を飲む患者の場合、飲水量は低下するので脱水のリスクは高くなる。

▶ Chapter 10の確認事項 ▶ eラーニング スライド11対応

1. 各種栄養素投与時の留意点を理解する。
2. 必要水分量の目安を理解する。

Chapter 11 摂食嚥下障害患者に対して（図4）→（eラーニング▶スライド12）

摂取するエネルギー量、タンパク質量などの必要な栄養素を経口的に確保するため、食形態を工夫する必要がある。

しかし、食形態を工夫する際に加水するため、単位重量あたりの栄養素が減少する。そのため、必要栄養量が確保できないことも多い。必要栄養素の不足が生じる場合には、経口以外のルートからの栄養補給を行う。

表6　摂食嚥下障害患者に用いるおもな栄養剤

自然食品由来	普通流動食；重湯，野菜スープ，果汁など ミキサー食；煮物などをミキサーにかけたもの（チューブ詰まりに注意） 天然濃厚流動食；天然の食品を素材とした流動食
自然食品以外	半消化態栄養剤；市販されている多くの経腸栄養剤・濃厚流動食 半消化態以外に消化態栄養剤や成分栄養剤などの特殊な経腸栄養剤も存在し，胃や小腸の機能低下の場合に使用する．

　経口以外のルートでの栄養補給方法の一つとして，腸を使う栄養法（経腸栄養）があり，まずこれによる栄養量の確保を検討する．この場合は，最初，胃または腸までのアクセスルートとして経鼻チューブをまず検討し，経腸栄養が長期に渡る場合には胃瘻も検討する．

▶ **Chapter 11の確認事項 ▶ eラーニング スライド12対応**

1. 摂食嚥下障害患者に対しての栄養補給として，経口摂取量確保のための食形態の工夫（＋経口以外のルートによる栄養確保）が必要である．
2. 経口以外のルートで栄養補給するには，どのような方法があるかを理解する．

Chapter 12　経腸栄養法 →（eラーニング ▶ スライド13）

　経口からの摂取量では必要な栄養が不足する場合は，経腸栄養法をまず検討する．経腸栄養法に用いる栄養剤には食品系，医薬品系を合わせると100種類以上が存在している．医薬品を経腸栄養剤，食品を濃厚流動食とよぶ．

　摂食嚥下障害患者に用いるおもな栄養剤として，自然食品由来の普通流動食，ミキサー食，天然濃厚流動食がある．普通流動食には，重湯，野菜スープ，果汁などが該当する．ただし，チューブに詰まりやすいものもあるので注意する．天然濃厚流動食には，天然の食品を素材とした流動食が該当する．自然食品以外では，おもに消化に配慮された材料が使用されている（**表6**）．

▶ **Chapter 12の確認事項 ▶ eラーニング スライド13対応**

1. 経腸栄養に用いる栄養剤の概要を理解する．

Chapter 13　胃瘻 →（eラーニング ▶ スライド14）

　経腸栄養剤・濃厚流動食の投与が長期にわたる場合には，胃瘻（**図5**）からの経腸栄養剤の投与を検討する．胃瘻に用いるチューブは，経鼻チューブに比べ太いため，詰まることは少ない．経鼻経管では使用できなかった粘度の高いものや半固形化されたものも使用可能である．

　胃瘻からの栄養剤投与については，下痢，胃食道逆流，栄養剤のもれなどに留意する．このような症状が起こった場合には，半固形化した経腸栄養剤の使用を検討する．

　半固形化栄養剤には，市販されているものもあるが，各施設で使用している経腸栄養剤・濃厚流動食を，市販のとろみ調整食品と混合して使用することもできる．市販のとろみ調整食品のなかには，経腸栄養剤へのとろみ付け専用のものもある．寒天で経腸栄養剤・濃厚流動食を固める方法もある．

▶ 9

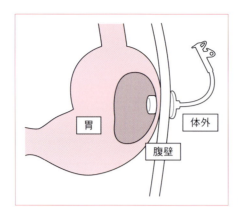

図5　胃瘻のイメージ

> **Chapter 13の確認事項** ▶ eラーニング スライド14対応
> 1. 胃瘻の特色を理解する．
> 2. 胃瘻の注意点を理解する．

Chapter 14　静脈栄養 →（eラーニング ▶ スライド15）

　経腸栄養剤の使用が困難な場合には，静脈から栄養素を投与する方法が用いられる．静脈からの栄養剤の投与方法には，末梢静脈から投与する方法と中心静脈から投与する方法がある．

　末梢静脈栄養法は，四肢の末梢静脈から栄養を補給する方法であり，1,000kcal/日程度までの投与が可能である．2週間以下の期間で用いられる．

　中心静脈栄養法は，一般的に鎖骨下静脈から栄養を補給する方法である．必要な栄養量を投与することができる．カテーテル感染に注意する．

　腸を使わない場合には，腸管粘膜で免疫を担う細胞が減少し，腸管内の細菌が腸管壁を貫通し，悪影響を及ぼすことに注意する（バクテリアトランスロケーション）．

> **Chapter 14の確認事項** ▶ eラーニング スライド15対応
> 1. 静脈栄養の二つの投与経路を理解する．

Chapter 15　とろみを用いた水分補給 →（eラーニング ▶ スライド16）

　摂食嚥下障害患者が経口で水分の摂取を行う場合には，とろみを付ける必要がある．水やお茶ではむせるが牛乳は飲めるなど，薄いとろみで対応できる場合もあるので，とろみの付けすぎには注意する．とろみ調整食品と液体の相性があるので，同じ量のとろみ調整食品を添加しても，同じとろみになるとは限らない．とろみは温度に影響される．一般的には，同濃度の場合，冷たい場合はとろみが強く，温かい場合にはとろみが弱くなる．とろみで対応できない場合は，ゼリーによる水分補給を検討する．とろみやゼリーなどでの経口からの水分摂取が難しい場合には，チューブを通しての水分投与が必要になる．

Chapter 15 の確認事項 ▶ e ラーニング スライド16 対応

1 摂食嚥下障害患者が水分を摂取するときの注意点(とろみの付け方)を理解する.

文 献

1) 厚生労働省:日本人の食事摂取基準(2020年版).

2) 松田 朗:高齢者の栄養管理サービスに関する研究報告書. 厚生省老人保健事業等補助研究(1996-1999年).

3) Kagansky N, et al.:Poor nutritional habits are predictors of poor outcome in very old hospitalized patients. Am J Clin Nutr, 82:784-791, 2005.

4) Ganpule AA, Tanaka S, Ishikawa-Takata K, Tabata I:Interindividual variability in sleeping metabolic rate in Japanese subjects. Eur J Clin Nutr, 61(11):1256-1261, 2007.

5) Harris JA, Benedict FGA:Biometric study of basal metabokism in man Carnegie Institution of Washington, 1919.

6) Miyake R, et al.:Validity of predictive equations for basal metabolic rate in Japanese adults. J Nutr Sci Vitaminol, 57:224-232, 2011.

7) 海老沢秀道, 他:養護老人ホーム利用者の窒素出納維持量. 必須アミノ酸研究, 136:9-12, 1992.

8) Jeppesen PB, et al.:Essential fatty acid deficiency in patients receiving home parenteral nutrition. Am J Clin Nutr, 68:126-133, 1998.

9) Bjerve KS:n-3 fatty acid deficiency in man. J Intern Med, 225 Suppl 1:171-175, 1989.

第5分野 摂食嚥下障害患者の栄養
22―臨床栄養の基礎

67 栄養スクリーニング・栄養アセスメント

Lecturer ▶ 小城明子

東京医療保健大学
医療保健学部医療栄養学科教授

学習目標 Learning Goals
- 栄養スクリーニング・栄養アセスメントの意義がわかる
- 栄養スクリーニング・栄養アセスメントの実施方法がわかる

▶ Chapter 1 栄養管理プロセスにおける栄養スクリーニングと栄養アセスメントの位置づけ → (eラーニング ▶ スライド2)

個別の患者の状態を踏まえ,栄養管理を効率よく推進するためには,患者の状態や問題点を的確に捉える必要がある.これを達成するのが,栄養スクリーニングと栄養アセスメントである.その後の栄養管理計画立案に重要となる(図1).

▶ Chapter 1の確認事項 ▶ eラーニング スライド2対応

1 栄養管理の全体的な流れのなかで,栄養スクリーニングと栄養アセスメントの位置づけを理解する.

▶ Chapter 2 栄養スクリーニングと栄養アセスメント
→ (eラーニング ▶ スライド3) (表1)

栄養スクリーニングは,初期段階の簡易栄養評価である.原則すべての患者に行い,栄養障害のある

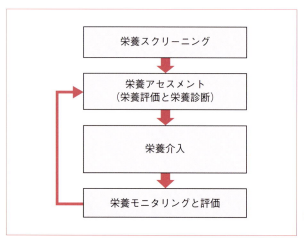

図1 栄養管理プロセスにおける栄養スクリーニングと栄養アセスメントの位置づけ

表1　栄養スクリーニングと栄養アセスメント

栄養スクリーニング	・初期段階の簡易栄養評価 　栄養障害のある患者あるいはそのリスク患者の抽出が目的 ・原則，すべての患者に行う ・できるだけ早期に実施することを推奨
栄養アセスメント	・詳細な栄養評価 　栄養状態および栄養管理に関わる病態などの包括的調査が目的．それらをもとに，栄養に関する総合的な判定を行う（＝栄養診断） ・栄養スクリーニングで抽出された患者に行う

表2　顕在化している栄養障害の評価項目

身体計測値による評価	体重，体格指数；BMI※，体重減少率，％標準体重※，％平常時体重※ 上腕三頭筋部皮下脂肪厚；TSF，上腕周囲長，AC，上腕筋囲；AMC※，上腕筋面積；AMA※，下腿周囲長；CC
身体所見（主観的評価）	浮腫 筋肉・皮下脂肪量

※算出式
　　BMI＝体重（kg）÷身長（m）^{2}
　　％標準体重＝体重（kg）÷（身長（m）^{2}×22）×100
　　％平常時体重＝体重（kg）÷平常時体重（kg）×100
　　AMC＝AC（cm）−π×TSF（cm）
　　AMA（cm^2）＝AMC（cm）^{2}÷4π

患者あるいはそのリスク患者の抽出を行う．なお，栄養障害には，低栄養のほか，過栄養，代謝異常も含まれるが，摂食嚥下障害患者の場合，低栄養であることが多い．

　栄養スクリーニングで抽出した患者に対し，栄養障害やリスクについて内容と程度を具体的に評価し，その原因を推察するのが栄養アセスメントである．その原因が栄養介入ポイントとなる．複数の情報を統合し，患者の栄養状態や病態を的確に捉え，総合的に評価・判定する．

▶ Chapter 2の確認事項 ▶ eラーニング スライド3対応

1 栄養スクリーニングの定義，栄養アセスメントの定義を理解する．

Chapter 3　栄養スクリーニング：顕在化している栄養障害の抽出
→（eラーニング ▶ スライド4）

　栄養スクリーニングは，患者や評価者の負担が少なく，簡便で効率的であることが求められる．そのため，体重など身体計測値が利用される（表2）．全般的な栄養状態を定量的に評価する優れた指標であり，現時点での普遍的な評価に適している．これらと併せ，顕在化している栄養障害の所見として，浮腫や筋肉・皮下脂肪量の主観的な評価も取り入れられる．このほか，長期のタンパク質代謝の指標となる血清アルブミン値や，筋力を反映する機能的指標の握力も用いられることもある．

▶ Chapter 3の確認事項 ▶ eラーニング スライド4対応

1 栄養スクリーニングに用いられる評価項目を理解する．

表3 身体計測項目と規定誤差

項目	規定誤差
体重	0.1kg
TSF	4mm
AC	5mm
CC	5mm

表4 身体計測項目と身体状態・評価内容

	反映している身体組成	評価できる栄養状態
体重減少率		エネルギー収支バランス
TSF	体脂肪量	エネルギー貯蔵状態
AC, CC	体脂肪量と骨格筋量	エネルギー・タンパク質の貯蔵状態
AMC, AMA	骨格筋量	タンパク質の貯蔵状態

▶ Chapter 4　身体計測方法 → (eラーニング ▶ スライド5)

主要なスクリーニング項目となる身体計測（**表3**）は，麻痺や浮腫などを考慮し，的確に栄養状態を評価できる部位・側を選択する．麻痺により筋肉量の減少，浮腫により体重や下腿周囲長の見かけ上の増加がみられる．経時変化を評価する場合は，計測条件を同一とする．できれば，測定者も同一とすることが望ましい．

▶ Chapter 4の確認事項 ▶ eラーニング スライド5対応

1 身体計測の要点を理解する．

▶ Chapter 5　身体計測値の評価 → (eラーニング ▶ スライド6)

それぞれの身体計測値は，体脂肪量や骨格筋量を反映している．体脂肪量はエネルギーの貯蔵状態，骨格筋量はタンパク質の貯蔵状態を評価することができ，いずれも低栄養状態の際には減少する（**表4**）．

BMIはやせの判定となる$18.5\,kg/m^2$未満を，一般的に栄養アセスメント対象とする．70歳以上では$20\,kg/m^2$未満と考える場合もある．体重減少率は，期間に応じ判断する．**表5**に記載の内容のほか，6か月以内であれば5％以上，6か月以上であれば10％以上の減少率の場合も，栄養アセスメント対象と判断する．%TSF，%AMCは，JARD 2001（日本人の新身体計測基準値）で示されている，性別，年齢区分別の基準値に対する割合で評価する．このほか，浮腫が認められない下腿周囲長や上腕筋面積からも栄養アセスメントの対象を抽出できる．

▶ Chapter 5の確認事項 ▶ eラーニング スライド6対応

1 身体計測値が表す身体・栄養状態を理解する．

▶ Chapter 6　栄養スクリーニング：潜在的な栄養障害の抽出
→ (eラーニング ▶ スライド7)

食欲，下痢や嘔吐などの消化器症状，栄養補給方法や食事摂取量，摂食嚥下障害の有無などのエネルギー摂取にかかわる事項，および身体活動状況，炎症性の疾患の有無などのエネルギー消費にかかわる事項は，潜在的な栄養障害や今後の栄養障害リスクを評価することができる（**表6**）．対象患者の特性を踏まえ，両者を評価できるよう評価項目を組み合わせて行う．

表5　栄養スクリーニング項目と栄養アセスメントの対象基準1

栄養スクリーニング項目	栄養アセスメント対象
BMI（kg/m^2）	18.5未満
体重減少率	3%以上／1か月 （1%以上／1週間）
%標準体重	80%未満
%平常時体重	85%未満
%TSF*	80%未満
CC（cm）	男性30未満，女性29未満
%AMC*	80%未満
AMA（cm^2）	男性28.32未満， 女性20.93未満

＊：JARD2001該当区分における基準値に対する割合（%）

表6　栄養スクリーニング項目と栄養アセスメントの対象基準2

栄養スクリーニング項目	栄養アセスメント対象
栄養補給法	経腸栄養法／静脈栄養法
食事摂取量 （必要量に対して）	75%以下

▶ Chapter 7　標準化された栄養スクリーニング・ツール（表7）
→（eラーニング▶スライド8）

　標準化されたツールが複数存在するので，対象患者の年齢層や人数などから評価者にとって簡単なツールを選択するとよい．このほか，血液生化学検査値を用いたCONUT法やGNRIもある．

　CONUT法は，血清アルブミン値，末梢血総リンパ球数，総コレステロール値をスコア化し，三つのスコアを積算して求めた値を栄養評価の指標として用いるツールである．医療機関などで，血液生化学検査データが利用可能な場合には，客観的な指標として有用である．

　GNRIは高齢者が対象のツールであり，血清アルブミン値，体重，標準体重から算出される値を指標としている．栄養障害に関連した合併症として誤嚥性肺炎や褥瘡などのリスク指標にもなることが知られている．

▶ Chapter 6, 7の確認事項 ▶ eラーニング スライド7, 8対応

1 スクリーニング各項目と栄養障害のリスク基準を理解する．
2 各種栄養スクリーニング・ツールの特色を理解する．

▶ Chapter 8　栄養スクリーニング・ツール：SGA①（表8）
→（eラーニング▶スライド9）

　日本においては，主観的包括的評価（subjective global assessment：SGA）がよく利用される（表8）．SGAは患者の記録（病歴）と身体症状に関する評価項目で構成され，これらの評価から主観的包括的に評価し，栄養状態が良好，中等度不良，高度不良の3段階のいずれかに判定する．SGAは広い年齢層に対して有用であり，簡便で再現性にも優れている．また，他の栄養指標との相関も高く，欧米ではガイドラインに採用されている．主観的であるため評価者間のばらつきが出やすいが，訓練による改善が可能である．なお，小児用のSGA（subjective global nutritional assessment：SGNA）も開発されており，

▶ 15

表7 標準化された各種スクリーニング・ツールと評価内容

	対象	体重関連		食事関連		その他
		BMI	体重減少	内容	摂取量の減少	
SGA	全患者		○	○	○	消化器症状，身体所見，身体機能，基礎疾患，侵襲
MNA®-SF	≧65歳	○	○		○	消化器症状，身体機能，侵襲，精神状態
MUST	成人（外来）	○	○		○	
NRS 2002	成人（入院）	○	○		○	基礎疾患，侵襲

他に，血液生化学検査を用いた COUNT 法や GNRI もある.

表8 主観的包括的評価：SGA (Detskyら，1987. [3] より改変)

A．病歴
1．体重の変化
　過去6か月間の体重減少：＿＿＿＿＿＿kg，減少率＿＿＿＿＿＿％
　過去2週間（最近）の変化：増加・変化なし・減少
2．食物摂取状況の変化（平常時との比較）
　　変化なし・変化あり
　　変化の期間：＿＿＿＿＿＿
　　食べられるもの：固形食・液体食（高エネルギー）・
　　　　　　　　　　水分・食べられない
3．消化器症状（2週間以上の持続）
　　なし・悪心・嘔吐・下痢・食欲不振
4．身体機能（活動性）
　　機能障害：なし・あり
　　持続期間：
　　タイプ：日常生活可能・歩行可能・座位可能・寝たきり
5．疾患および疾患と栄養必要量の関係
　　初期診断：＿＿＿＿＿＿＿＿＿＿＿＿＿＿＿＿＿＿＿＿＿＿＿
　　代謝需要（ストレス）：なし・軽度・中等度・高度
B．身体所見　（スコア0＝正常，1＋＝軽度，2＋＝中等度，3＋＝高度）
　　皮下脂肪の減少（上腕三頭筋，側胸部）
　　筋肉喪失（大腿四頭筋，三角筋）
　　下腿（踝部）浮腫
　　仙骨部浮腫
　　腹水
C．主観的包括的評価
　　栄養状態良好（軽度不良も含む）
　　中等度の栄養不良（疑いも含む）
　　高度の栄養不良

最新版は2022年に発表されている（DOI：10.1002/ncp.10859）.

▶ Chapter 9　栄養スクリーニング・ツール：SGA② (表8)
→ (eラーニング ▶ スライド10)

中等度および高度の栄養不良が，栄養アセスメント対象となる.

▶ 16

表9　Kaup指数

Kaup指数	標準値
3か月～1歳	16～18
1～2歳	15～17
3～5歳	14.5～16.5

表10　栄養アセスメント項目

AD：身体計測	身長，体重，体格指数（BMI），成長パターン指標・パーセンタイル値，体重歴
BD：生化学データ，臨床検査と手順	生化学検査値，検査
PD：栄養に焦点を当てた身体所見	身体的な外見，筋肉や脂肪の消耗，嚥下機能（口腔衛生，吸引・嚥下・呼吸能力），消化管の状態，食欲，感情，バイタルサイン
FH：食物・栄養に関連した履歴	食物・栄養摂取，食物・栄養の管理，薬剤・補完的代替医療食品の使用，食物・栄養に関する知識・信念・態度，栄養管理に影響を及ぼす行動，食物および栄養関連用品の入手のしやすさ，身体活動と機能，栄養に関連した生活の質
CH：個人履歴	個人の履歴，医療・健康・家族の履歴，治療歴，社会的な履歴

▶ **Chapter 8, 9の確認事項** ▶eラーニング スライド9, 10対応

1 SGAの特色を理解する．

▶ Chapter 10 　**小児の栄養スクリーニング・ツール** → (eラーニング ▶ スライド11)

　小児においては，身体計測値や血液生化学検査値の評価基準は成人と異なることに留意する．

　身体計測値の評価法として，BMIの代わりにKaup指数（**表9**）が用いられる．BMIと同様に，いずれも各年齢区分の標準未満を栄養アセスメントの対象と考える．小児期全体を通しての継続的な評価には，BMIパーセンタイル値やBMI SDスコアを用いることも多い．年齢別の標準的なBMIから評価するもので，日本小児内分泌学会ウェブサイト（http://jspe.umin.jp/medical/taikaku.html）で確認できる．3パーセンタイル未満を栄養アセスメント対象と考えるが，対象によりカットオフ値は検討されたい．

▶ **Chapter 10の確認事項** ▶eラーニング スライド11対応

1 小児の栄養スクリーニング・ツールを理解する．

▶ Chapter 11 　**栄養アセスメント** → (eラーニング ▶ スライド12)

　栄養スクリーニングで抽出した患者に対し，栄養障害やリスクについて，内容と程度を具体的に評価し，その原因を推察するのが栄養アセスメントである（**表10**）．複数の情報を統合し，患者の栄養状態や病態を的確に捉え，総合的に評価・判定する．背景因子としての環境要因や心理状態についても情報を収集すると，その後の栄養ケアの立案につなげやすい．

▶ **Chapter 11の確認事項** ▶eラーニング スライド12対応

1 栄養アセスメントの概要を理解する．

表11　エネルギー・栄養素摂取量不足の評価ポイント

AD	・体重減少，低体重 ・体脂肪や筋肉量の減少
BD	・血清 TC，alb，TTR 値の低下 ・CRP 値の上昇 ・K，Mg，P など電解質・ミネラルの異常値
PD	・発熱 ・ビタミン・ミネラル欠乏の臨床徴候 　（脱毛，歯肉出血，血色がない爪床など） ・皮膚の異常，褥瘡，創傷・褥瘡の治癒遅延 ・筋肉・皮下脂肪の喪失 ・浮腫，光沢のない皮膚
FH	・経口食事摂取量の減少 ・エネルギー・栄養素を十分に含まない食物の摂取 ・自己摂取が困難 ・食物入手や食事準備能力の低下 ・食欲に影響を及ぼす薬剤の使用
CH	・随意／不随意運動・行動の増加がみられる疾患 　（Parkinson 病，Alzheimer 病，COPD など） ・消化吸収能力の低下がみられる疾患 　（短腸症候群，下痢，嚥下障害など） ・侵襲／炎症がみられる疾患

TC：総コレステロール
Alb：アルブミン
TTR：トランスサイレチン（プレアルブミン）

> **Chapter 12**
> ## 摂食嚥下障害患者に多くみられる栄養障害の評価ポイント：エネルギー・栄養素摂取量不足（相対的不足も含む）
> → (eラーニング ▶ スライド 13, 14)

　生理的な必要量に対しエネルギー・栄養素の摂取量不足が考えられる場合，**表11**のような徴候がみられる．血液生化学検査値の TTR と alb は内臓タンパク質量の指標であるが，TTR は半減期が1.9日と短いため，半減期の長い alb（21日）よりも，栄養状態の変化を鋭敏に捉えることができる．CRP 値や体温が上昇しているときは，炎症反応によるエネルギー消費が亢進するため，相対不足に陥りやすい．ただし，CRP はタンパク質のため，低栄養状態においては上昇しないこともある．

　常食に水分を加えて調整した嚥下調整食にはエネルギー・栄養素が十分に含まれていないことが多い．患者の食事が嚥下調整食の場合は，食事摂取量だけでなく，栄養摂取量も評価する．

▶ **Chapter 12 の確認事項** ▶ **eラーニング スライド 13, 14 対応**

1. 摂食嚥下障害患者に多くみられる栄養障害の評価ポイントを理解する．

> **Chapter 13**
> ## 摂食嚥下障害患者に多くみられる栄養障害の評価ポイント：水分摂取量不足 (表12) → (eラーニング ▶ スライド 15)

　摂食嚥下障害患者は脱水をきたしやすい．特に，水分へのとろみ付けが必要な患者は，水分摂取量が

表 12 水分摂取量不足の評価ポイント

AD	・急激な体重減少
BD	・血漿浸透圧 290 mOsm/kg 以上 ・血清 BUN 値上昇 ・高 Na 血症 ・尿量減少，尿比重の上昇 ・糖尿病患者における高血糖
PD	・皮膚・粘膜の乾燥，皮膚緊張度の低下 ・頻脈・血圧正常〜低値 ・呼吸数の増加 ・口渇
FH	・水分摂取量の減少
CH	・口渇感が減少する疾患 　（Alzheimer病，認知症など） ・脱水をきたしやすい疾患（糖尿病）

減少することが報告されている．血液生化学検査値や尿検査値で，血液や尿の濃縮が確認されれば脱水と考えられる．このほか，皮膚や粘膜の乾燥や皮膚の緊張度の低下は脱水の徴候である．

Chapter 13 の確認事項 ▶ e ラーニング スライド 15 対応

1 水分摂取量不足の指標を理解する．

文 献

1) 山本貴博：栄養スクリーニングと照会．公益社団法人日本栄養士会監修，木戸康博，中村丁次，寺本房子編集，改訂新版 栄養管理プロセス，第一出版，東京，16-23．2022．

2) 日本栄養アセスメント研究会身体計測基準値検討委員会：日本人の新身体計測基準値：JARD 2001．栄養—評価と治療，19（suppl）：1-81，2002．

3) Detsky AS, McLaughlin JR, Baker JP, et al.：What is subjective global assessment of nutritional status？．JPEN，11：8-13, 1987．

4) 早川 麻理子，西村 佳代子，山田 卓也，他：栄養アセスメントツールの対象患者と効果的な活用．静脈経腸栄養，25：13-16，2010．

5) 高谷竜三，熱川智美：身体計測・身体所見，日本小児栄養消化器肝臓学会編集，小児臨床栄養学，第2版，診断と治療社，東京，96-101．2018．

6) 石長孝二郎：栄養評価データ（指標）と栄養評価（栄養アセスメント）．公益社団法人日本栄養士会監修，木戸康博，中村丁次，寺本房子編集，改訂新版 栄養管理プロセス，第一出版，東京，25-26．2022．

第5分野 摂食嚥下障害患者の栄養
22―臨床栄養の基礎

68 リハビリテーション栄養

Lecturer ▶ 若林秀隆
東京女子医科大学病院
リハビリテーション科教授

学習目標 Learning Goals
- リハビリテーション栄養の考え方と必要性を理解できる．
- 低栄養，サルコペニア，栄養素摂取の過不足を診断できる．
- 攻めの栄養療法の考え方と必要性を理解できる．

▶Chapter 1　リハビリテーション栄養とは →（eラーニング▶スライド2）

　リハビリテーション栄養とは，栄養状態も含めて国際生活機能分類で評価を行ったうえで，障害者や高齢者の機能，活動，参加やQOLを最大限発揮できるようにリハビリテーションと栄養管理を双方向の視点で行うことである．国際生活機能分類の心身機能には，栄養関連の項目が含まれている（**図1**）．つまり，栄養障害は摂食嚥下障害や片麻痺などと同様に機能障害の一つであり，摂食嚥下リハビリテーションでは栄養評価が必要である．

▶ Chapter 1の確認事項 ▶ eラーニング スライド2対応

1. リハビリテーション栄養の概念を理解する．
2. 栄養障害を正しく捉えられるようにする．

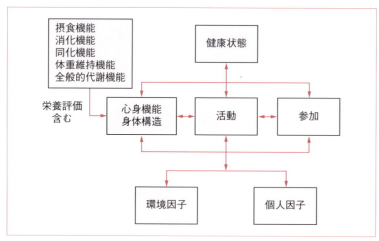

図1　リハビリテーション栄養とは

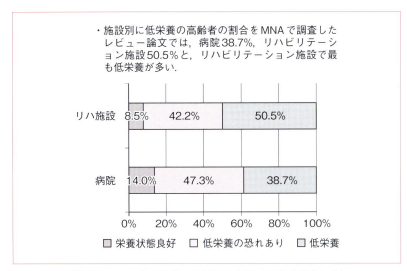

図2 リハビリテーション臨床現場では低栄養を認める患者が多い (Kaiser, et al., 2010.[1])

Chapter 2　リハビリテーションの臨床現場では低栄養を認める患者が多い → (eラーニング▶スライド3)

　リハビリテーションの臨床現場では，低栄養を認める患者が多い（**図2**）．施設別に低栄養の高齢者の割合をMini Nutritional Assessment：MNA®で調査したレビュー論文では，病院38.7％，リハビリテーション施設50.5％とリハビリテーション施設で最も低栄養の割合が高かった．

Chapter 2の確認事項 ▶ eラーニング スライド3対応

1. リハビリテーションの臨床現場における患者の栄養状況を理解する．

Chapter 3　リハビリテーション栄養ケアプロセス → (eラーニング▶スライド4)

　質の高いリハビリテーション栄養の実践には，リハビリテーション栄養ケアプロセスのマネジメントサイクル（**図3**）を回し続けることが有用である．

① リハビリテーション栄養アセスメント・診断推論：国際生活機能分類による全人的評価，栄養障害・サルコペニア・栄養素摂取の評価・推論
② リハビリテーション栄養診断：栄養障害・サルコペニア・栄養素摂取の過不足の有無の診断と原因追及
③ リハビリテーション栄養ゴール設定：仮説思考でリハビリテーションや栄養管理のSMARTなゴール設定
④ リハビリテーション栄養介入：「リハビリテーションからみた栄養管理」や「栄養からみたリハビリテーション」の計画・実施
⑤ リハビリテーション栄養モニタリング：リハビリテーション栄養の視点で栄養状態やICF，QOLの評価

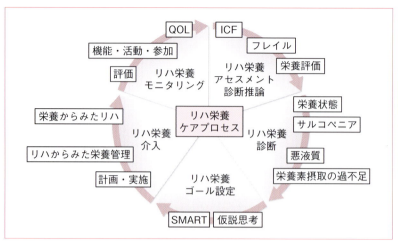

図3　リハビリテーション栄養ケアプロセス (Wakabayashi, 2017.[2])

表1　リハビリテーション栄養での診断推論と診断 (Wakabayashi, et al., 2022.[3])

- 栄養障害（低栄養，過栄養），サルコペニア，栄養素摂取の過不足の有無，およびあった場合にはその原因を診断推論して診断する．摂食嚥下障害患者ではいずれも認めることが少なくない．
- 低栄養の有無と病因は，GLIM (Global Leadership Initiative on Malnutrition) 基準で診断する．
- 肥満はBMI25以上で診断するが，過栄養は内臓脂肪面積が100 cm^{2}以上など体脂肪量の過剰蓄積で診断する．
- サルコペニアはAWGS (Asian Working Group for Sarcopenia) 2019基準で診断する．
- 栄養素摂取の過不足は，1日エネルギー摂取量と1日エネルギー消費量を計算してそのバランスで診断する．
- 摂食嚥下障害の原因の診断推論も重要である．高齢者の摂食嚥下障害でよく認めるのは，脳卒中，認知症，サルコペニア，薬剤性，口腔問題である．

> Chapter 3の確認事項 ▶ eラーニング スライド4対応
>
> 1　リハビリテーション栄養ケアプロセスを理解する．
> 2　リハビリテーション栄養ケアプロセスに沿った対応をできるようにする．

Chapter 4　リハビリテーション栄養での診断推論と診断
→ (eラーニング ▶ スライド5)

　リハビリテーション栄養での診断推論と診断では，栄養障害（低栄養，過栄養），サルコペニア，栄養素摂取の過不足の有無，およびあった場合にはその原因を診断推論して診断する（**表1**）．摂食嚥下障害患者ではいずれも認めることが少なくない．低栄養の有無と病因は，GLIM (Global Leadership Initiative on Malnutrition) 基準で診断する．肥満はBMI25以上で診断するが，過栄養は内臓脂肪面積が100 cm^{2}以上など体脂肪量の過剰蓄積で診断する．サルコペニアはAWGS (Asian Working Group for Sarcopenia) 2019基準で診断する．栄養素摂取の過不足は，1日エネルギー摂取量と1日エネルギー消費量を計算してそのバランスで診断する．摂食嚥下障害の原因の診断推論も重要である．高齢者の摂食嚥下障害でよく認めるのは，脳卒中，認知症，サルコペニア，薬剤性，口腔問題である．

表2　低栄養の診断：GLIM基準（Cederholm, et al., 2019. [4]）

現症　以下の一つ以上に該当
・体重減少：6か月で5%以上
・低BMI：18.5未満．ただし，70歳以上は20未満
・筋肉量減少：たとえば下腿周囲長が男性34cm未満，女性30cm未満
病因　以下の一つ以上に該当
・食事摂取量減少・吸収不良：エネルギー摂取量が，エネルギー消費量の50%
　以下であることが1週間以上
・炎症：急性炎症（侵襲）か慢性炎症（悪液質）
現症と病因でそれぞれ1項目以上該当した場合に，低栄養と診断する．

▶ Chapter 4 の確認事項 ▶ e ラーニング スライド5対応

1 リハビリテーション栄養における診断の考え方を理解する．
2 各評価事項に関し，どの診断基準を用いるのかを理解する．

▶ Chapter 5 　**低栄養の診断（GLIM基準）** → （eラーニング ▶ スライド6）

低栄養の診断は，GLIM基準で行う（**表2**）．

現症は，以下の三つのうち一つ以上に該当すれば該当となる．

・体重減少：6か月で5%以上
・低BMI：18.5未満，ただし　70歳以上は20未満
・筋肉量減少：たとえば下腿周囲長が男性34cm未満，女性30cm未満

病因は，以下の二つのうち一つ以上に該当すれば該当となる．

・食事摂取量減少・吸収不良：エネルギー摂取量が，エネルギー消費量の50%以下であることが1週間以上
・炎症：急性炎症（侵襲）か慢性炎症（悪液質）

現症と病因でそれぞれ1項目以上，該当した場合に低栄養と診断する．

▶ Chapter 5 の確認事項 ▶ e ラーニング スライド6対応

1 GLIM基準の概要と低栄養の診断基準を理解する．

▶ Chapter 6 　**悪液質と診断基準** → （eラーニング ▶ スライド7）

悪液質は多くの要因による症候群である．従来の栄養サポートでは十分な回復が難しい骨格筋減少の進行を認める．脂肪は喪失することもしないこともある．食思不振や代謝異常の併発でタンパクとエネルギーのバランスが負になることが，病態生理の特徴である．悪液質の診断基準を**表3**に示す．悪液質は慢性炎症であり，CRP0.3～0.5mg/dL以上を認めることが多い．悪液質では摂食嚥下リハビリテーションに難渋することが少なくない．

▶ 23

表3　悪液質の診断基準（成人）(Evans, et al., 2008. [5])

・以下の二つは必須
　悪液質の原因疾患の存在
　12か月で5%以上の体重減少（もしくはBMI20未満）
・その上で，以下の五つのうち，三つ以上に該当する場合に診断
　① 筋力低下
　② 疲労
　③ 食思不振
　④ 除脂肪指数の低下（上腕筋周囲長が10パーセンタイル以下）
　⑤ 検査値異常（CRP＞0.5，Hb＜12.0，Alb＜3.2）

悪液質とは，多くの要因による症候群である．従来の栄養サポートでは十分な回復が難しい骨格筋減少の進行を認める．脂肪は喪失することもしないこともある．食思不振や代謝異常の併発でタンパクとエネルギーのバランスが負になることが，病態生理の特徴である．

Chapter 6 の確認事項 ▶ eラーニング スライド7対応

1 悪液質の定義を理解する．
2 悪液質の診断基準を理解する．

▶ Chapter 7 　運動によるエネルギー消費量 → （eラーニング ▶ スライド8）

　運動によるエネルギー消費量の考慮には，身体活動の代謝当量（メッツ）が参考になる．国立健康・栄養研究所のホームページ：改訂版『身体活動のメッツ（METs）表』には，日本語版が掲載されている（http：//www0.nih.go.jp/eiken/programs/2011mets.pdf）．

　運動によるエネルギー消費量は下記の式で計算する．

・1.05×体重（kg）×メッツ×時間（h）

　たとえば体重50kgの患者が1日3時間，3メッツ程度の運動を行う場合，

　1.05×50（kg）×3（メッツ）×3（時間）＝472kcal

となる．理論的には約7,500kcalで1kgの体重増減が得られる．運動によるエネルギー消費量を考慮しないと，常食を3食全量経口摂取していても体重減少を認めることがある．

Chapter 7 の確認事項 ▶ eラーニング スライド8対応

1 運動によるエネルギー消費量の計算方法を理解する．
2 リハビリテーション栄養では，運動によるエネルギー消費を考慮して対応する．
3 1kgの体重増加に要するエネルギー量を理解する．

Chapter 8 リハビリテーション栄養でのゴール設定 → (eラーニング ▶ スライド9)

リハビリテーション栄養でのゴール設定では，リハビリテーション，栄養とも SMART なゴールを設定する．SMART とは，Specific：具体的，Measurable：測定可能，Achievable：達成可能，Relevant：重要・切実な，Time-bound：期間が明確の頭文字である．嚥下機能改善では，SMART なゴールとはいえない．2週間後にペースト食を3食全量，自分で経口摂取できて，経管栄養から離脱する，ということであれば SMART なゴールといえる．栄養改善では，SMART なゴールとはいえない．1か月後に1kg体重を増加させる，であれば SMART なゴールといえる．摂食嚥下障害のリハビリテーションのゴールは，専門家であればある程度正確に予後予測できるが，仮説思考である．栄養のゴールは専門家でも唯一の正解はなく，完全に仮説思考である．それでも全身状態と栄養状態，本人の意向や，体重が何kgであれば摂食嚥下機能や ADL が最大限高まるかを考慮して仮説として設定すべきである．

▶ Chapter 8 の確認事項 ▶ eラーニング スライド9対応

[1] 介入のゴール設定において大切な SMART の概念を理解する．

Chapter 9 1日エネルギー必要量と攻めの栄養療法 → (eラーニング ▶ スライド10)

1日エネルギー必要量は下記の式で計算する．

基礎エネルギー消費量×活動係数×ストレス係数±エネルギー蓄積量（200〜750kcal）

意図的に体重増加や体重減少を目指した栄養療法が，攻めの栄養療法である．理論的には約7500kcalで1kgの体重増減となるため，栄養のゴールが1か月で1kgの体重増加の場合，1日エネルギー蓄積量は250kcalとなる．たとえば基礎エネルギー消費量1,000kcalのやせ型の脳卒中片麻痺，摂食嚥下障害患者が，1日3時間の機能訓練を行っていて，1か月に2kg体重を増加させたい場合，

$$1,000 \times 1.7 \times 1.0 + 500 = 2,200 \,kcal$$

となる．痙縮や固縮といった筋緊張亢進，振戦やアテトーゼなどの不随意運動を認める場合には，エネルギー消費量が増加するため，活動係数をさらに0.1〜0.2程度高くする．体重増加を目指した攻めの栄養療法を行う場合には，筋肉での体重増加を目指すため，レジスタンストレーニングを必ず併用する．

▶ Chapter 9 の確認事項 ▶ eラーニング スライド10対応

[1] 1日エネルギー必要量の計算式を理解する．
[2] 「攻めの栄養療法」の概念を理解する．
[3] 体重増加を目指す場合，レジスタンストレーニングを併用し筋量を増やして増量することを心がける．

Chapter 10 サルコペニアとは → (eラーニング ▶ スライド11)

サルコペニアとは進行性，全身性に生じる骨格筋疾患で転倒，骨折，身体障害および死亡率といった有害な転帰の可能性増加と関連する．サルコペニア，摂食嚥下障害，低栄養で悪循環を生じうる（図4）．

▶ 25

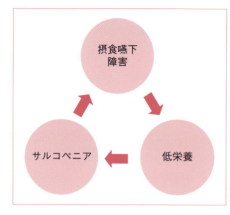

図4 サルコペニアとは
・サルコペニアとは進行性，全身性に生じる骨格筋疾患で転倒，骨折，身体障害および死亡率といった有害な転帰の可能性増加と関連する．
・サルコペニア，摂食嚥下障害，低栄養で悪循環を生じうる．
(Cruz-Jentoft AJ, et al. Age Ageing 2019)

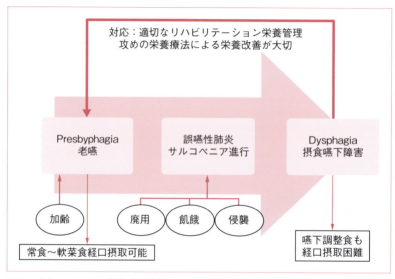

図5 サルコペニアの摂食嚥下障害：誤嚥性肺炎

Chapter 10 の確認事項 ▶ eラーニング スライド11対応

1 サルコペニアの概念を理解する．

Chapter 11　サルコペニアの摂食嚥下障害；誤嚥性肺炎 (図5)
→ (eラーニング ▶ スライド12)

　摂食嚥下には多くの筋肉が関与している．そのため，これらの筋肉にサルコペニアを認めると，摂食嚥下障害を生じることがある．誤嚥性肺炎を例とする．高齢者は老人性嚥下機能低下であるPresbyphagia（老嚥）や加齢によるサルコペニアを認めることがあるが，常食〜軟菜食の経口摂取が可能である．しかし誤嚥性肺炎になると，サルコペニアの三つの原因を合併することが多い．誤嚥性肺炎の治癒後は発症前と比較してサルコペニアが進行して，摂食嚥下機能が低下しやすい．サルコペニアの摂食嚥下障害に対しても，リハビリテーション栄養の考え方が有用である．攻めの栄養療法で栄養改善しながら機能訓練を行えば，筋肉量増加，筋力改善とともに，摂食嚥下機能の改善を期待できる．

Chapter 11 の確認事項 ▶ eラーニング スライド12対応

1 サルコペニアと摂食嚥下障害の相関を理解する.
2 誤嚥性肺炎とサルコペニアの相関を理解し，サルコペニアに対してもリハビリテーション栄養による
介入を行う.

文　献

1) Kaiser MJ, Bauer JM, Rämsch C, et al.：Frequency of malnutrition in older adults：a multinational perspective using the Mini Nutritional Assessment. J Am Geriatr Soc, 58：1734-1738, 2010.

2) Wakabayashi H：Rehabilitation nutrition in general and family medicine. J Gen Fam Med, 18：153-154, 2017.

3) Wakabayashi H, Maeda K, Momosaki R, et al.：Diagnostic reasoning in rehabilitation nutrition：Position paper by the Japanese Association of Rehabilitation Nutrition (secondary publication). J Gen Fam Med 23：205-216, 2022.

4) Cederholm T, Jensen GL, Correia MITD, et al.：GLIM criteria for the diagnosis of malnutrition-A consensus report from the global clinical nutrition community. Clin Nutr 38：1-9, 2019.

5) Evans WJ, Morley JE, Argilés J, et al：Cachexia：a new definition. Clin Nutr, 27：793-799, 2008.

6) Ainsworth BE, Haskell WL, Herrmann SD, et al.：2011 Compendium of Physical Activities：a second update of codes and MET values. Med Sci Sports Exerc, 43：1575-1581, 2011.

7) Wakabayashi H, Yoshimura Y, Maeda K, et al.：Goal setting for nutrition and body weight in rehabilitation nutrition：position paper by the Japanese Association of Rehabilitation Nutrition (secondary publication). J Gen Fam Med, 23：77-86, 2021.

8) Cruz-Jentoft AJ, Bahat G, Bauer J, et al.：Sarcopenia：revised European consensus on definition and diagnosis. Age Ageing 48：16-31, 2019.

推奨図書

1) 日本リハビリテーション栄養学会監修，若林秀隆編著：リハビリテーション栄養ポケットマニュアル．医歯薬出版，東京，2018.

2) 若林秀隆：PT・OT・STのための リハビリテーション栄養 第3版―基礎からリハ栄養ケアプロセスまで．医歯薬出版，東京，2020.

3) 栢下　淳・若林秀隆編著：リハビリテーションに役立つ栄養学の基礎．第3版，医歯薬出版，東京，2023.

第5分野	**69**	# サルコペニア

摂食嚥下障害患者の栄養
22—臨床栄養の基礎

Lecturer ▶ **若林秀隆**

東京女子医科大学病院
リハビリテーション科教授

学習目標 *Learning Goals*

- 全身のサルコペニアの診断方法と原因がわかる
- サルコペニアの摂食嚥下障害の診断方法と原因がわかる
- サルコペニアの摂食嚥下障害の治療方法と予防方法がわかる

▶ Chapter 1 　**サルコペニアの定義** → (eラーニング▶スライド2)

　サルコペニアとは，ヨーロッパのサルコペニアワーキンググループEWGSOPによって，2010年に「サルコペニアとは進行性，全身性に認める筋肉量減少と筋力低下であり，身体機能障害，QOL低下，死のリスクを伴う」と定義された[1].

　その後，2018年に改訂版であるEWGSOP2論文が発表され，「サルコペニアとは進行性，全身性に生じる骨格筋疾患で転倒，骨折，身体障害および死亡率といった有害な転帰の可能性増加と関連する」と定義された[2].

▶ Chapter 1 の確認事項 ▶ eラーニング スライド2対応

1 サルコペニアの定義を理解する.

▶ Chapter 2 　**サルコペニアの診断** → (eラーニング▶スライド3)

　サルコペニアの診断には，アジアのサルコペニアワーキンググループAWGSの診断基準を一部修正して用いる．筋肉量低下を認め，筋力低下もしくは身体機能低下を認めた場合に，サルコペニアと診断する（表1）．筋肉量低下の目安は，四肢筋肉量を身長の2乗で除した骨格筋指数が，DXAで男性$7.0\,\mathrm{kg/m^2}$以下，女性$5.4\,\mathrm{kg/m^2}$以下，BIAで男性$7.0\,\mathrm{kg/m^2}$以下，女性$5.7\,\mathrm{kg/m^2}$以下である．筋力低下は，握力が男性28kg未満，女性18kg未満の場合である．身体機能低下は，5回椅子立ち上がりテストが12秒以上，歩行速度が$1.0\,\mathrm{m/s}$以下，SPPB（short physical performance battery）9点以下の場合である．

表1　サルコペニアの診断　アジアのサルコペニアワーキンググループAWGS（一部修正）(Chen, et al., 2020.[3])

筋肉量	・四肢筋肉量を身長の2乗で除した骨格筋指数が，DXAで男性$7.0\,\mathrm{kg/m^2}$以下，女性$5.4\,\mathrm{kg/m^2}$以下，BIAで男性$7.0\,\mathrm{kg/m^2}$以下，女性$5.7\,\mathrm{kg/m^2}$以下.
筋力	・握力が男性28kg未満，女性18kg未満
身体機能	・5回椅子立ち上がりテストが12秒以上 ・歩行速度が$1.0\,\mathrm{m/s}$以下 ・SPPB (short physical performance battery) 9点以下

表2　サルコペニアの原因

加齢	・40歳以降，1年で0.5～1%の筋肉量減少 ・地域在宅高齢者の約10%がサルコペニア
活動	・ベッド上安静，閉じこもりがちの生活 ・病院での「とりあえず安静・禁食」
栄養	・エネルギーとタンパク質の摂取不足 ・病院での不適切な栄養管理
疾患	・急性炎症・外傷による侵襲 ・がん・慢性臓器不全・慢性炎症で悪液質

表3　サルコペニアの原因と対応：リハビリテーション栄養

加齢	・レジスタンストレーニング ・タンパク質・分岐鎖アミノ酸の摂取
活動	・早期離床・早期経口摂取 ・「とりあえず安静・禁食」の回避
栄養	・適切な栄養管理 ・エネルギー蓄積量を含む攻めの栄養管理
疾患	・原疾患の治療 ・栄養・運動・薬剤・心理など包括的対応

▶ **Chapter 2の確認事項 ▶ eラーニング スライド3対応**

1 サルコペニアの診断基準を理解する．
2 筋肉量低下の目安，筋力低下とみなす握力の目安を理解する．

▶ Chapter 3　**サルコペニアの原因** → (eラーニング ▶ スライド4)

　サルコペニアの原因は，加齢，活動，栄養，疾患に分類される（**表2**）．

　加齢では，40歳以降，1年で0.5～1%の筋肉量減少を認め，地域在宅高齢者の約10%がサルコペニアである．活動は，ベッド上安静，閉じこもりがちの生活，病院での「とりあえず安静・禁食」で生じる．栄養は，エネルギーとタンパク質の摂取不足であり，病院での不適切な栄養管理でも生じる．疾患には，急性炎症・外傷による侵襲や，がん・慢性臓器不全・慢性炎症による悪液質が含まれる．

▶ **Chapter 3の確認事項 ▶ eラーニング スライド4対応**

1 サルコペニアの原因分類を理解する．

▶ Chapter 4　**サルコペニアの原因と対応：リハビリテーション栄養**
→ (eラーニング ▶ スライド5)

　サルコペニアの対応は原因によって異なり，リハビリテーション栄養の考え方が有用である（**表3**）．

　加齢の場合，レジスタンストレーニングとタンパク質・分岐鎖アミノ酸の摂取の併用が効果的である．活動の場合，早期離床・早期経口摂取，「とりあえず安静・禁食」の回避が予防に重要である．栄養の場合，適切な栄養管理が治療であり，栄養改善にはエネルギー蓄積量を含む攻めの栄養管理を行う．疾患の場合，原疾患の治療が最も重要であるが，それと同時に栄養・運動・薬剤・心理など包括的対応を行う．

▶ **Chapter 4の確認事項 ▶ eラーニング スライド5対応**

1 サルコペニアの原因ごとの対応を理解する．

▶ Chapter 5　サルコペニアと摂食嚥下障害：4学会合同ポジションペーパー → (eラーニング ▶ スライド6)

　日本摂食嚥下リハビリテーション学会，日本サルコペニア・フレイル学会，日本リハビリテーション栄養学会，日本嚥下医学会の4学会で合同して「サルコペニアと摂食嚥下障害：4学会合同ポジションペーパー」が作成された[4]．

　その目的は，「サルコペニアと摂食嚥下障害に関する共通理解を整理して，現時点でのエビデンスを示し，メカニズム，診断，治療，今後の展望に関する統一的見解を提言する」ことである．

　以下のChapterは，4学会合同ポジションペーパーに基づく．

▶ Chapter 6　サルコペニアの摂食嚥下障害の歴史 → (eラーニング ▶ スライド7)

　1992年に低栄養が摂食嚥下障害を起こすかどうかについての議論がなされ，2000年には老化と低栄養が摂食嚥下障害の原因になることを示唆する論文が書かれた．「サルコペニアによる摂食嚥下障害（dysphagia due to sarcopenia）」という用語は2005年に初めてみられ，「サルコペニアの摂食嚥下障害（sarcopenic dysphagia）」という用語に関する最初の報告は，2012年Kurodaらの論文である[5]．その後，この分野では日本の研究者が積極的に研究を重ね論文を発表し，世界をリードしている．

　なお，嚥下筋に一次性および二次性サルコペニアという病態や現象があるか否かも含めて本論文で論じている．用語に関しても「サルコペニアの嚥下障害」が多く使用されている現状はあるが，統一見解はない．

▶ Chapter 6の確認事項 ▶ eラーニング スライド7対応

1 サルコペニアの摂食嚥下障害の歴史を理解する．

▶ Chapter 7　サルコペニアの摂食嚥下障害の定義 → (eラーニング ▶ スライド8)

　「サルコペニアの摂食嚥下障害」診断フローチャート論文[6]では，「サルコペニアの摂食嚥下障害とは，全身と嚥下関連筋のサルコペニアによる摂食嚥下障害である．全身のサルコペニアを認めない場合には，サルコペニアの摂食嚥下障害と診断しない．神経筋疾患によるサルコペニアは，サルコペニアの摂食嚥下障害の原因に含めない．加齢，活動低下，低栄養，疾患（侵襲と悪液質）による二次性サルコペニアも，サルコペニアの摂食嚥下障害の原因に含む」と定義されている．

　入院前には摂食嚥下障害のなかった高齢入院患者で入院後2日間以上，禁食となった患者を対象に，その後，摂食嚥下障害を生じた患者と生じなかった患者を比較した研究がある[7]．その結果，26％に摂食嚥下障害を認め，摂食嚥下障害となった患者全員に，全身のサルコペニアを認めた．一方，全身のサルコペニアを認めない場合には，摂食嚥下障害の新規発生がなかった．

▶ Chapter 7の確認事項 ▶ eラーニング スライド8対応

1 サルコペニアの摂食嚥下障害の定義を理解する．

表4 サルコペニアの摂食嚥下障害診断基準案 (Wakabayashi, 2014.[8])

①摂食嚥下障害が存在している
②全身のサルコペニアと診断されている（全身の筋肉量と筋力の低下）
③画像検査（CT，MRI，エコー検査）で嚥下関連筋の筋肉量低下が診断されている
④摂食嚥下障害の原因として，サルコペニア以外の疾患が存在しない
⑤摂食嚥下障害の原因として，サルコペニアが主要因と考えられる（他に摂食嚥下障害の原因疾患：脳卒中，脳外傷，神経筋疾患，頭頸部癌，膠原病などが存在しても）

Definite diagnosis：①，②，③，④
Probable diagnosis：①，②，④
Possible diagnosis：①，②，⑤

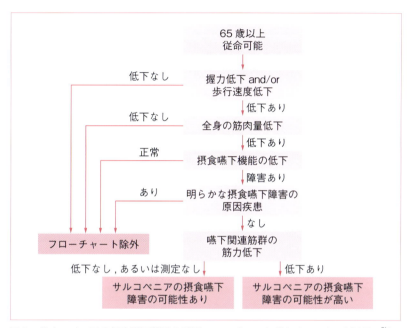

図1　サルコペニアの摂食嚥下障害の診断フローチャート (Mori, et al., 2017.[6])

Chapter 8　サルコペニアの摂食嚥下障害の診断フローチャート
→（eラーニング▶スライド9, 10）

　第19回日本摂食嚥下リハビリテーション学会のシンポジウムでは，**表4**の診断基準案が示された[8]．その後，サルコペニアの摂食嚥下障害診断フローチャート（**図1**）が開発され，信頼性，妥当性も検証された[6]．

　サルコペニアの摂食嚥下障害診断フローチャートは，最初に全身のサルコペニアの有無を評価する．次に摂食嚥下機能の低下を評価する．次に，明らかな摂食嚥下障害の原因疾患の有無を評価する．最後に嚥下関連筋群の筋力評価として，舌圧を測定する．嚥下関連筋群の筋力低下は，舌圧が20 kPa以上か未満かで評価する．舌圧低下のある場合には，サルコペニアの摂食嚥下障害の「可能性が高い」と判断する．一方，舌圧低下のない場合および舌圧測定が困難な場合には，サルコペニアの摂食嚥下障害の「可能性あり」と判断する．

▶ Chapter 9　サルコペニアの摂食嚥下障害の有病割合と予後
→（eラーニング ▶ スライド11）

　サルコペニアの摂食嚥下障害の有病割合と予後については，急性期病院の入院患者で，摂食嚥下リハビリテーション目的でリハビリテーション科に併診のあった患者を対象とした前向きコホート研究[9]では，サルコペニアの摂食嚥下障害の可能性ありおよび可能性が高いと診断されたのは32％であった．サルコペニアの摂食嚥下障害では，サルコペニア以外が原因の摂食嚥下障害と比較して，退院時の摂食嚥下機能が有意に悪かった．急性期病院の肺炎の高齢入院患者で摂食嚥下障害を認める場合，サルコペニアの摂食嚥下障害の可能性ありおよび可能性が高いと診断されたのは81％であった．これらより，急性期病院の摂食嚥下リハビリテーションでは，全身のサルコペニアやサルコペニアの摂食嚥下障害の可能性を認める患者が多く，予後が悪いといえる．

▶ Chapter 9の確認事項 ▶ eラーニング スライド11対応

1　急性期では，全身のサルコペニアやサルコペニアの摂食嚥下障害が多い可能性があることを理解する．

▶ Chapter 10　サルコペニアの摂食嚥下障害の治療 → （eラーニング ▶ スライド12）

　サルコペニアの摂食嚥下障害の治療について，3例の症例報告がある[10-12]．これらの特徴は，高齢者，低栄養，ADL自立度低下，疾患（誤嚥性肺炎，がん），重度の摂食嚥下障害である．全身のサルコペニアは明らかであり，原因である加齢，活動低下，低栄養，疾患をすべて認めている．3例とも，摂食嚥下リハビリテーションと同時に，約35kcal/kgを理想体重として体重増加を目指した栄養管理を実施した．その結果，約10kgの体重増加，ADL改善とともに，摂食嚥下機能が改善した．また，30kcal/理想体重/day（kg）以上の1日エネルギー必要量で栄養管理を行うとサルコペニアの摂食嚥下障害がより改善した．

▶ Chapter 10の確認事項 ▶ eラーニング スライド12対応

1　サルコペニアの摂食嚥下障害の治療では，どのような対応が重要になるかを理解する．

▶ Chapter 11　サルコペニアの摂食嚥下障害の予防 → （eラーニング ▶ スライド13）

　サルコペニアの摂食嚥下障害の予防として，肺炎の入院高齢患者では，入院後2日以内に経口摂取を開始した場合，より早期に経口摂取で退院できる．誤嚥性肺炎で「とりあえず禁食」にすると，入院後2日以内に経口摂取開始した場合と比較して，肺炎治癒までの日数が長く，摂食嚥下機能が低下しやすい．誤嚥性肺炎患者では，急性期医療でのチーム医療による早期経口摂取開始は，在院日数を短縮し，退院時経口摂取率を高める．これらより，「とりあえず安静」「とりあえず禁食」「とりあえず水電解質輸液のみ」という対応により引き起こされる医原性サルコペニアを予防することが，サルコペニアによる摂食嚥下障害の予防に重要である[13,14]．

▶ Chapter 11の確認事項 ▶ eラーニング スライド13対応

1　サルコペニアの摂食嚥下障害の予防について理解する．

Chapter 12　サルコペニアの摂食嚥下障害の展望 →（eラーニング▶スライド14）

　根本的な問題として嚥下筋にサルコペニアが生じた場合の嚥下障害は，何をもって判定するかが未確定である．咽頭期を念頭に置くと「嚥下筋の筋肉量が低下して，嚥下筋力が落ちた場合」に嚥下障害として臨床的に捉えられるのは「咽頭収縮力低下，食道入口部の開大不良などに伴う咽頭残留」ではないかと考えられる．この議論を深めて統一見解を出す必要がある．

　サルコペニアの摂食嚥下障害の予防や治療に関する介入研究も必要である．特に栄養改善を目指した栄養管理で，サルコペニアによる摂食嚥下障害を予防，治療できるかを明らかにすべきである．嚥下障害は多因子が複雑に関与する病態であり栄養管理以外の要因も十分配慮しなければならない．

　健常高齢者の嚥下筋の筋肉量と嚥下機能，および加齢による変化の評価も重要である．

Chapter 12の確認事項 ▶ eラーニング スライド14対応

1 サルコペニアの摂食嚥下障害の展望について理解する．

文　献

1) Cruz-Jentoft AJ, Baeyens JP, Bauer JM, et al.：Sarcopenia：European consensus on definition and diagnosis：Report of the European Working Group on Sarcopenia in Older People. Age Ageing, 39：412-423, 2010.
2) Cruz-Jentoft AJ, Bahat G, Bauer J, et al.：Sarcopenia：revised European consensus on definition and diagnosis. Age Ageing, 48：16-31, 2019.
3) Chen LK, Woo J, Assantachai P, et al.：Asian Working Group for Sarcopenia 2019 Consensus Update on Sarcopenia Diagnosis and Treatment. J Am Med Dir Assoc, 21：300-307, e2, 2020.
4) Fujishima I, Fujiu-Kurachi M, Arai H, et al.：Sarcopenia and dysphagia：Position paper by four professional organizations. Geriatr Gerontol Int submitted, 19：91-97, 2019.
5) Kuroda Y, Kuroda R：Relationship between thinness and swallowing function in Japanese older adults：implications for sarcopenic dysphagia. J Am Geriatr Soc, 60：1785-1786, 2012.
6) Mori T, Fujishima I, Wakabayashi H, et al.：Development, reliability and validity of a diagnostic algorithm for sarcopenic dysphagia. JCSM Clinical Reports, 2：e00017, 2017.
7) Maeda K, Takaki M, Akagi J：Decreased Skeletal Muscle Mass and Risk Factors of Sarcopenic Dysphagia：A Prospective Observational Cohort Study. J Gerontol A Biol Sci Med Sci, 72：1290-1294, 2017.
8) Wakabayashi H：Presbyphagia and Sarcopenic Dysphagia：Association between Aging, Sarcopenia, and Deglutition Disorders. J Frailty Aging, 3：97-103, 2014.
9) Wakabayashi H, Takahashi R, Murakami T：The prevalence and prognosis of sarcopenic dysphagia in patients who require dysphagia rehabilitation. J Nutr Health Aging, 23：84-88, 2019.
10) Miyauchi N, Nakamura M, Nakamura I, et al.：Effect of early versus delayed mobilization by physical therapists on oral intake in patients with sarcopenic dysphagia after pneumonia. Eur Geriatr Med, 10：603-607, 2019.
11) Nagai T, Wakabayashi H, Nishioka S, et al.：Functional prognosis in patients with sarcopenic dysphagia：An observational cohort study from the Japanese sarcopenic dysphagia database. Geriatr Gerontol Int, 22：839-845, 2022.
12) Maeda K, Akagi J：Treatment of Sarcopenic Dysphagia with Rehabilitation and Nutritional Support：A Comprehensive Approach. J Acad Nutr Diet, 116：573-577, 2016.
13) Wakabayashi H, Uwano R：Rehabilitation Nutrition for Possible Sarcopenic Dysphagia After Lung Cancer Surgery：A Case Report. Am J Phys Med Rehabil, 95：e84-89, 2016.

14) Hashida N, Shamoto H, Maeda K, et al.：Rehabilitation and nutritional support for sarcopenic dysphagia and tongue atrophy after glossectomy：A case report. Nutrition, 35：128-131, 2017.

15) Shimizu A, Fujishima I, Maeda K, et al.：Nutritional Management Enhances the Recovery of Swallowing Ability in Older Patients with Sarcopenic Dysphagia. Nutrients, 13：596, 2021.

16) Koyama T, Maeda K, Anzai H, et al.：Early Commencement of Oral Intake and Physical Function are Associated with Early Hospital Discharge with Oral Intake in Hospitalized Elderly Individuals with Pneumonia. J Am Geriatr Soc, 63：2183-2185, 2015.

17) Maeda K, Koga T, Akagi J：Tentative nil per os leads to poor outcomes in older adults with aspiration pneumonia. Clin Nutr, 35：1147-1152, 2016.

18) 小山珠美, 若林秀隆, 前田圭介, 他：誤嚥性肺炎患者に対するチーム医療による早期経口摂取が在院日数と退院時経口摂取に及ぼす影響. 日摂食嚥下リハ会誌, 24：14-25, 2020.

推奨図書

1) 日本リハビリテーション栄養学会編：リハビリテーション栄養第2巻第1号：サルコペニアの摂食嚥下障害 Update, 医歯薬出版, 東京, 2018.

2) 若林秀隆：高齢者の摂食嚥下サポート―老嚥・オーラルフレイル・サルコペニア・認知症, 新興医学出版社, 東京, 2017.

3) 若林秀隆, 葛谷雅文：リハ栄養からアプローチするサルコペニアバイブル, 日本医事新報社, 東京, 2018.

4) 日本サルコペニア・フレイル学会, 国立長寿医療センター：サルコペニア診療ガイドライン 2017 年版（一部改訂）, ライフサイエンス出版, 東京, 2020.

第5分野

摂食嚥下障害患者の栄養

22—臨床栄養の基礎

70

障害者・高齢者の栄養管理

Lecturer ▶ **近藤国嗣**

東京湾岸リハビリテーション病院院長

学習目標
Learning Goals

- 高齢者の栄養の特徴と管理について学ぶ
- 脳卒中患者の栄養の特徴と管理について学ぶ
- 回復期リハビリテーション患者の栄養の特徴について学ぶ
- 肥満者・長期寝たきり患者の栄養の特徴について学ぶ
- 経管栄養中の胃食道逆流の対策について学ぶ

▶ Chapter 1　**高齢者の栄養障害**（表1）→（eラーニング ▶ スライド2）

　食事摂取量は，加齢に伴い徐々に減少することが多く，タンパク質・エネルギー低栄養状態（protein energy malnutrition：PEM）を引き起こし，筋肉量および筋力の減少を生じる．食事摂取量減少は加齢による身体機能の低下のみでなく，脳血管障害や認知症，うつ傾向などの精神機能低下，さらに社会的要因などさまざまな要因がある．加齢に伴う筋肉量と筋力の減少はサルコペニアと呼ばれるが，この一因は低栄養とされている．筋肉量・筋力の減少は転倒・外傷のリスクを高め，ADL・QOLも低下させる．ADLの低下はさらに活動性の低下をきたし，筋肉量・筋力を減少させるという悪循環に陥り，寝たきりの原因となることもある．これを回避するために身体計測をはじめとした栄養アセスメントを実施し，リスクのある高齢者に対しては積極的な栄養療法を適切に行う必要がある．

▶ Chapter 1 の確認事項 ▶ **eラーニング スライド2対応**

1 加齢と食事摂取量の関係を理解する．
2 食事摂取量減少が，どのようなことを引き起こすか理解する．
3 サルコペニアと低栄養の関係を理解する．
4 高齢者の低栄養予防のためには何が必要かを理解する．

表1　高齢者の栄養障害

- ・加齢に伴い食事摂取量が徐々に減少する．
- ・食事摂取量減少はタンパク質・エネルギー低栄養状態（protein energy malnutrition：PEM）を引き起こし，筋肉量および筋力の減少を加速させる．
- ・筋肉量・筋力の減少は転倒・外傷のリスクを高め，ADL・QOLも低下させる．
- ・高齢者の低栄養予防のためには身体計測をはじめとした栄養アセスメントを実施し，リスクのある高齢者に対しては積極的な栄養療法やリハビリテーションを適切に行う必要がある．

▶ 35

表2　日本人高齢者の栄養摂取量（日本人の食事摂取基準　2010年版）

性別・年齢区分	対象者数		エネルギー（kcal/日）		タンパク質（g/日）		脂質（g/日）	
	国民健康・栄養調査	NILS-LSA	国民健康・栄養調査	NILS-LSA	国民健康・栄養調査	NILS-LSA	国民健康・栄養調査	NILS-LSA
男性								
60〜64歳	314	144	2,139±542	2,305±408	81.2±23.9	86.8±18.0	54.1±22.1	59.2±16.9
65〜69歳	304	136	2,178±578	2,226±365	78.2±23.8	85.3±16.9	50.4±23.0	55.7±13.7
70〜74歳	303	104	2,073±559	2,144±375	75.8±23.7	82.2±14.6	48.7±21.5	52.9±14.8
75〜79歳	240	128	1,898±488	2,076±369	72.1±20.0	81.2±15.7	43.0±19.4	50.8±13.1
80歳以上	174	42	1,793±523	1,927±292	68.0±25.2	74.0±14.0	43.7±22.0	48.9±12.8
女性								
60〜64歳	349	130	1,731±477	1,820±294	67.9±23.4	70.7±13.4	46.2±21.1	52.1±13.5
65〜69歳	374	129	1,752±459	1,866±310	68.2±21.1	72.4±13.3	44.9±19.4	49.4±13.3
70〜74歳	321	125	1,697±425	1,800±273	67.0±19.3	70.4±14.4	44.2±19.7	47.9±12.6
75〜79歳	290	131	1,662±447	1,758±275	63.5±18.8	69.4±12.7	42.0±18.2	46.4±11.7
80歳以上	304	49	1,483±422	1,708±331	56.2±19.1	65.3±12.4	35.4±17.0	44.8±12.3

表3　高齢者の低栄養の要因：食欲低下

・ホルモンなどによる空腹感の減少と満腹感の制御メカニズムの変化，消化管運動の変化，味覚・嗅覚の低下，うつ，経済的問題，料理能力，認知機能低下，投薬，さらに歯（口腔）の問題がある．
　〉〉 Landi F, 2016.
・タンパク質・エネルギー低栄養状態の生理学的要因には，認知症，嚥下障害，歯の問題がある．心理社会的要因としてうつ病，教育と収入，民族性，生活状況などが含まれる．
　〉〉 Mathewson SL, 2021.

► Chapter 2　日本人高齢者の栄養摂取量（表2） → (eラーニング ▶ スライド3)

　日本人は，男性では75歳以上，女性では80歳以上で栄養摂取量の減少が大きくなる（日本人の食事摂取基準，2010年度版より）．

► Chapter 2の確認事項 ▶ eラーニング スライド3対応

1 高齢になるほど，栄養摂取量の減少幅が大きくなることを理解する．

► Chapter 3　高齢者の低栄養の要因：食欲低下（表3） → (eラーニング ▶ スライド4)

　高齢者の食欲低下の要因は，ホルモン変動による空腹感や満腹感の変化，消化管機能の低下，味覚・嗅覚の低下，口腔の問題，嚥下障害，うつ，認知機能の低下など加齢によるものに加えて，経済的問題，料理能力，教育，生活状況など多岐にわたる．

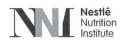

図1 高齢者に適した栄養評価（MNA®-SF）

14点満点で，12点以上であれば栄養障害の危険なしと判断し，それ以下の場合は危険ありと判断される．身長が測れないなど，BMIの測定ができない場合は，BMIの代わりにふくらはぎの周囲長を測定して，評価することができる．

A：過去3か月間の食事量減少（0〜2）
B：過去3か月間の体重減少（0〜3）
C：自力歩行の可否（0〜2）
D：過去3か月間のストレス（0 or 2）
E：神経・精神的問題の有無　（0〜2）
F：BMIまたはCC（0〜3または0 or 3）

"The MNA® is protected by international copyright, with all rights reserved to Société des Produits Nestlé (Switzerland). Do not use without permission. For information on, or permission to use the MNA®, please contact Mapi Research Trust at https://eprovide.mapi-trust.org. The users who do not receive specific funding for their use of the questionnaire can download the MNA® from ePROVIDE TM, using the "online distribution" process."

Chapter 3の確認事項 ▶ eラーニング スライド4対応

1. 高齢者の低栄養（食欲低下）の要因を理解する．

▶ Chapter 4　高齢者に適した栄養評価 →（eラーニング▶スライド5）

　65歳以上の高齢者向けの評価としてはMNA®（Mini Nutritional Assessment）がある（図1）．MNA®には，Short FormとLong Formがあるが，日本ではLong Formと同様の結果が得られる，より簡便なShort Formが普及している．

　6項目のスクリーニングは14点満点で，12点以上であれば栄養障害の危険なしと判断し，それ以下の場合は危険ありと判断する．身長が測れないなど，BMIの測定ができない場合は，BMIの代わりにふくらはぎの周囲長を測定して評価することができる．

表4　日本人高齢者の推定エネルギー必要量（厚生労働省，日本人の食事摂取基準2020）

65～74歳	男性			女性		
身体活動レベル	Ⅰ	Ⅱ	Ⅲ	Ⅰ	Ⅱ	Ⅲ
エネルギー（kcal／日）	2,050	2,400	2,750	1,550	1,850	2,100

75歳以上	男性			女性		
身体活動レベル	Ⅰ	Ⅱ	Ⅲ	Ⅰ	Ⅱ	Ⅲ
エネルギー（kcal／日）	1,800	2,100	—	1,400	1,650	—

身体活動レベルが低い（Ⅰ）：生活のほとんどが座位で静的な活動が中心
身体活動レベルが普通（Ⅱ）：座位が中心だが，移動や立位，通勤，家事，買い物，軽い運動
身体活動レベルが高い（Ⅲ）：立位や移動が多い，活発な運動など

▶ **Chapter 4 の確認事項** ▶ e ラーニング スライド5対応

1 MNA®の概要を理解する．

▶ Chapter 5　**日本人高齢者の推定エネルギー必要量**（表4）
→（e ラーニング ▶ スライド6）

　厚生労働省による日本人の食事摂取基準2020では，高齢者の推定エネルギー必要量は身体活動レベルが一般の人であれば65～74歳では男性で2,400 kcal，女性で1,850 kcal，75歳以上では男性で2,100 kcal，女性で1,650 kcalと示されている．

▶ **Chapter 5 の確認事項** ▶ e ラーニング スライド6対応

1 日本人高齢者の推定エネルギー必要量を理解する．

▶ Chapter 6　**身体活動レベル別にみたタンパク質の目標量**（表5）
→（e ラーニング ▶ スライド7）

　日本人の食事摂取基準2020では，タンパク質は，成人・高齢者・小児の全年齢区分で，男女ともに維持必要量は「0.66 g/kg体重/日」を用いて算定するとしている．一方，目標量としては，65歳以上の活動レベル普通の人は65～74歳の男性で90～120 g，女性で68～98 g，75歳以上では男性79～105 g，女性62～83 gと示されており，少なくとも1.0 g/kg体重/日以上のタンパク質を摂取することが望ましいとされている．

▶ **Chapter 6 の確認事項** ▶ e ラーニング スライド7対応

1 身体活動レベル別にみたタンパク質摂取の目標量を理解する．

表5 身体活動レベル別にみたタンパク質の目標量（厚生労働省，日本人の食事摂取基準2020）

性	男性			女性		
身体活動レベル	Ⅰ	Ⅱ	Ⅲ	Ⅰ	Ⅱ	Ⅲ
1～2（歳）	—	31～48	—	—	29～45	—
3～5（歳）	—	42～65	—	—	39～60	—
6～7（歳）	44～68	49～75	55～85	41～63	46～70	52～80
8～9（歳）	52～80	60～93	67～103	47～73	55～85	62～95
10～11（歳）	63～98	72～110	80～123	60～93	68～105	76～118
12～14（歳）	75～115	85～130	94～145	68～105	78～120	86～133
15～17（歳）	81～125	91～140	102～158	67～103	75～115	83～128
18～29（歳）	75～115	86～133	99～153	57～88	65～100	75～115
30～49（歳）	75～115	88～135	99～153	57～88	67～103	76～118
50～64（歳）	77～110	91～130	103～148	58～83	68～98	79～113
65～74（歳）	77～103	90～120	103～138	58～78	69～93	79～105
75以上（歳）	68～90	79～105	—	53～70	62～83	—

・タンパク質維持必要量は0.66g/kg体重/日
・フレイルおよびサルコペニアの発症予防を目的とした場合，高齢者（65歳以上）では少なくとも1.0g/kg体重/日以上のタンパク質を摂取することが望ましいと考えられる．

Chapter 7 高齢者の栄養管理のガイドライン → （eラーニング▶スライド8）

表6に，日本静脈経腸栄養学会「静脈経腸栄養ガイドライン」に示されている高齢者の栄養管理を示す．まだ，十分なエビデンスが得られていないのが現状である．

Chapter 7 の確認事項 ▶ eラーニング スライド8対応

1 高齢者の栄養管理の要点を理解する．

Chapter 8 脳卒中急性期の栄養障害（表7）→ （eラーニング▶スライド9）

脳卒中急性期には，生理的ストレスや感染症の合併による，基礎代謝亢進とタンパク欠乏「クワシオルコル」の状態となり，さらに禁食が長期化すると慢性の栄養摂取不足「マラスムス」も加わり，マラスムス性クワシオルコル型のタンパク質・エネルギー低栄養状態（PEM）に至りやすい．このため早期から，エネルギーだけでなく，タンパク質量にも配慮した栄養投与が必要である．必要エネルギーは通常，身長，体重，性別，年齢から計算式を用いて基礎エネルギー消費量（BEE）を求め，これに活動係数，ストレス係数を乗じて算出する．タンパク量は0.8～1.0g/kg/日を基本とし，感染症など代謝亢進の病態を有する場合には1.1～2.0g/kg/日の間で投与量を算出する．ただし，発症直後の禁飲食時に必要栄養量を投与することは，中心静脈栄養を用いない限り困難であり，静脈栄養と経腸栄養を併用しながら，できるだけ必要量に近づける．

静脈栄養のみの場合には，タンパク異化を生じさせないためには急性期においてもおおむね600kcal

表6　高齢者への栄養管理のガイドライン（日本静脈経腸栄養学会静脈経腸栄養ガイドライン第3版より）

項　目	推奨度ランク付け
Q1　栄養評価を行う場合の注意点は？	
A1.1　高齢患者における栄養障害のリスクは高く，常に栄養障害の存在を念頭に置いて栄養アセスメントを行う	A Ⅲ
A1.2　高齢者の栄養障害は見逃されやすいので，複数の栄養指標を用いて評価する．	B Ⅲ
Q2　一般的な栄養療法の適応は？	
A2　3日間以上の絶食，7日間以上の不十分な経口摂取，進行性の体重減少（1か月で5%以上，6か月で10%以上），BMI 18.5未満，血清アルブミン値3.0g/dL以下のいずれかに相当する場合，栄養療法の適応である．	B Ⅲ
Q3　栄養投与ルートの選択は？	
A3.1　経口摂取が第一選択で，食事摂取量の増加，補食の推進を図る．	A Ⅲ
A3.2　経口摂取が不十分な場合，経管栄養を考慮する．	A Ⅱ
A3.3　嚥下障害を認める場合は，できるだけ早期に経管栄養を導入する．	A Ⅲ
A3.4　消化管が使用困難な場合，静脈栄養の適応となる	A Ⅲ
Q4　適切な栄養投与量は？	
A4.1　1～1.2g/kg/日のタンパク質と20～30kcal/kg/日のエネルギー量が必要である．	A Ⅱ
A4.2　微量栄養素（ビタミン，微量元素）の積極的な補充が必要である．	A Ⅱ
Q5　特に高齢者のサルコペニアに対する栄養管理において，効果を高めるための注意点は？	
A5　栄養療法と早期からのリハビリテーションの併用が必要である．	B Ⅲ
Q6　認知症に対する栄養療法の適応は？	
A6.1　軽度から中等度の認知症では，栄養療法の適応がある．	B Ⅲ
A6.2　重度の認知症に対する栄養療法の導入は慎重であるべきである．	B Ⅱ
Q7　終末期に対する栄養療法は？	
A7.1　各疾患の終末期に考えられる状況では栄養療法の適応はない	A Ⅲ
A7.2　静脈輸液路作成が困難な場合には皮下輸液を考慮する．	C Ⅲ

推奨度A：強く推奨する，推奨度B：一般的に推奨する，推奨度C：任意でよい
Ⅰ：最低一つのRCTやmeta analysisによる検証，Ⅱ：RCTではない比較試験，コホート研究による実証，Ⅲ：症例集積研究や専門家の意見

表7　脳卒中急性期の栄養障害

- 脳卒中急性期には，基礎代謝亢進とタンパク欠乏「クワシオルコル」の状態となる．
- 禁食が長期化すると，マラスムス性クワシオルコル型のタンパク質・エネルギー低栄養状態（PEM）に至りやすい．
- 早期から，エネルギーだけでなく，タンパク質量にも配慮した栄養投与が必要である．
- 必要エネルギーはHarris-Benedict（ハリス・ベネディクト）の式を用いて基礎エネルギー消費量（BEE）を求め，これに活動係数，ストレス係数を乗じて算出する．
- タンパク量は0.8～1.0g/kg/日を基本とし，感染症など代謝亢進の病態を有する場合には1.1～2.0g/kg/日の間で投与量を算出する．

表8 脳卒中患者における栄養と帰結
・FOOD Trial にて 2,955 例の脳卒中のうち栄養不良群は 275 例 死亡率は栄養不良群が 37%, 良好群は 20% 3か月後の modified Rankin Scale が2以下は 　・栄養不良群；17% 　・栄養普通群；30% 　・栄養良好群；31% さらに褥瘡発生率, 長期入院の増加, 自宅復帰率の低下が生じている 　〉〉　Stroke, 2003.[10]

表9 脳卒中患者での経口摂取と栄養との関係
・回復期リハビリテーション病棟入棟時に経管栄養であった患者（107例）を対象とし, 退院時の経口摂取を目的変数としたロジスティック解析にて, 入院時 BMI が有意な説明因子の一つであった. 　〉〉　Nakadate A, 2016. ・多施設の回復期リハビリテーション病棟入棟時に経管栄養であった患者（264例）を対象とし, 退院時の経口摂取を目的変数としたロジスティック解析にて, 入院時 GNRI が有意な説明因子の一つであった. 　〉〉　Nishioka S, 2016. ・日本のデータベースから抽出した（151,302例）の急性期脳卒中患者を対象とし, 30日以内の経口摂取を目的としたロジスティック解析にて, 低 BMI が有意な説明因子の一つであった. 　〉〉　Inooka Y, 2022.

程度の栄養投与が必要とされる. 可能であれば糖質のみならず, アミノ酸製剤を含んだ輸液の併用が望ましい.

Chapter 8 の確認事項 ▶ e ラーニング スライド 9 対応

1 脳卒中急性期の栄養障害を理解する.
2 クワシオルコル, マラスムス, マラスムス性クワシオルコル型低栄養の発現機序を理解する.
3 タンパク質量に留意した栄養投与の必要性を理解する.
4 必要タンパク質量の目安を理解する.

► Chapter 9　脳卒中患者における栄養と帰結 →（e ラーニング ▶ スライド 10）

　低栄養状態の脳卒中患者は死亡率, 合併症の危険性が高く, 自立度が低く, 転帰先にも影響を与えることが報告されている（**表8**）.

Chapter 9 の確認事項 ▶ e ラーニング スライド 10 対応

1 脳卒中患者の低栄養と死亡率, 合併症, 自立の関係を理解する.

► Chapter 10　脳卒中患者での経口摂取と栄養との関係 →（e ラーニング ▶ スライド 11）

　近年, 脳卒中患者の経口摂取についても低栄養が影響を与える因子となることが, 日本において報告されている（**表9**）.

Chapter 10 の確認事項 ▶ e ラーニング スライド 11 対応

1 脳卒中患者の経口摂取と低栄養の関係を理解する.

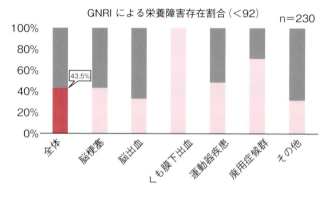

図2 回復期リハビリテーション病棟では入院時約4割が低栄養
運動器疾患，廃用症候群での低栄養率は高い．
GNRI (Geriatric Nutritional Risk Index) ＝14.89×血清アルブミン(g/dL)＋41.7×(現体重／理想体重)
(西岡ほか，日静脈経腸栄会誌30(5)：1145-1151, 2015.)

Chapter 11　脳卒中治療ガイドライン2021 → (eラーニング▶スライド12)

　脳卒中治療ガイドライン2021では，急性期では入院時に栄養状態，嚥下機能，血糖値を評価することが勧められている．また，意識障害のある患者，嚥下障害のある患者，状態の不安定な患者では禁食にし，補液を行うことも勧められる(詳細はeラーニング参照)．

　低栄養状態にある患者や褥瘡のリスクが高い患者では，十分なカロリーの高タンパク食が妥当であるとされているが，栄養状態が良好な患者への高カロリー高タンパク食は勧められない．

　脳卒中発症後7日以上にわたって十分な経口摂取が困難な患者では，経腸栄養(早期には経鼻胃管，長期にわたる場合は経皮的内視鏡的胃瘻)または中心静脈栄養を行うことは妥当とされている．

▶ Chapter 11の確認事項 ▶ eラーニング スライド12対応

1　脳卒中治療ガイドライン2021をもとに，禁食の基準，低栄養や褥瘡リスクのある患者への対応について理解する．
2　脳卒中発症後，7日以上経口摂取が困難な患者では経腸栄養または中心静脈影響を考慮する．

Chapter 12　回復期リハビリテーション病棟では入院時約4割が低栄養
→ (eラーニング▶スライド13)

　図2に，回復期リハビリテーション病棟における低栄養患者の割合を示す．2012年に行われた9病院65歳以上230名を対象とした調査結果では，GNRIとでみた栄養障害患者は全体で43.5％であった．また，運動器疾患，廃用症候群での低栄養率が高い結果であった．

▶ Chapter 12の確認事項 ▶ eラーニング スライド13対応

1　回復期リハビリテーション病棟入院患者の低栄養率を理解する．

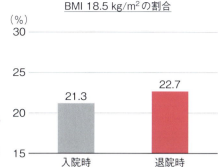

図3 回復期リハビリテーション病棟入院中にるい痩患者が増加している
(西岡,回復期リハビリテーション病棟の現状と課題に関する調査報告書,2019,一部改変)

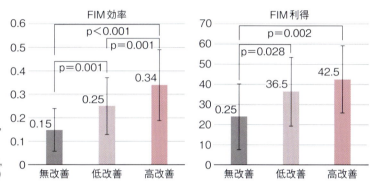

図4 栄養改善度が高いほど FIM 効率,利得が高い
・低栄養高齢脳卒中患者 178 名
・多変量解析では"体重が減らないこと"が独立した説明因子
(Nishioka S, et al., J Acad Nutr Diet, 116(5):837-843, 2016. 一部改変)

Chapter 13　回復期リハビリテーション病棟入院中にるい痩患者が増加している (図3) → (eラーニング ▶ スライド14)

　回復期リハビリテーション病棟入院中に BMI 18.5 未満の「るい痩患者」が増加しているという課題がある.このため,回復期リハビリテーション病棟でのより積極的な栄養療法が求められている.

Chapter 13 の確認事項 ▶ eラーニング スライド 14 対応

1 回復期リハビリテーション病棟入院患者では,るい痩患者が増加していることを理解する.

Chapter 14　栄養改善度が高いほど FIM 効率,利得が高い (図4)
→ (eラーニング ▶ スライド15)

　回復期リハビリテーション病棟入院中の脳卒中患者における栄養状態の改善は,ADL 向上と関連するということが報告されている.低栄養高齢脳卒中患者では,栄養状態の改善の度合いが高いほど FIM 効率(入院1日あたりの FIM の改善値),FIM 利得(入退院時の FIM の差)が高いという結果であった.

Chapter 14 の確認事項 ▶ eラーニング スライド 15 対応

1 回復期リハビリテーション病棟入院患者の栄養改善度と FIM 効率,FIM 利得の関係を理解する.

表10　脳卒中患者への栄養療法

Denissら，2005 FOOD Trialより	急性期–慢性期の低栄養に対し，栄養ゼリーなどのサプリメントを予防的に（栄養状態に関わりなく脳卒中急性期例全例に）与えることは，栄養状態，生命予後改善効果に乏しい．
Rabadiら，2008	脳卒中発症から2週間で2.5%以上体重減少した例に，補食を対照群127kcal・タンパク5gと，介入群240kcal・タンパク11gに分け投与した結果，FIM総得点，FIM運動項目と，2分間歩行，6分間歩行で，介入群に有意な改善効果が得られ，在宅復帰率も高かった．
Yoshimuraら，2019	回復期リハビリテーション病棟入院患者に対する，ロイシンを多く含むアミノ酸サプリメント投与は，対照群よりもFIMの有意に大きな改善を示した．
Sakaiら，2019	レビュー論文：高齢脳卒中患者への栄養療法にて感染症は減少するが，死亡率とADLには影響を与えない．

表11　大腿骨近位部骨折患者への栄養療法

Avenellら，2016	栄養サプリメントの効果についてのレビュー論文：12か月間の合併症を減らせる可能性があるものの死亡率には影響を与えない．
Takahashiら，2018	リハビリテーション中の患者に対する栄養療法のレビュー論文：栄養療法は死亡率と合併症の有意な減少を示し，握力の改善が得られる． 一方，日常生活動作，生活の質，膝伸展筋力に対する栄養療法の効果は不明．

▶ Chapter 15 　**脳卒中患者への栄養療法**（表10）→（eラーニング▶スライド16）

　脳卒中患者に対する栄養療法・サプリメントなどの効果については，日本を含めて有効性を示す論文がいくつか示されているが，近年のレビュー論文では，残念ながら感染症の軽減はあるものの，死亡率，ADL帰結への効果は明らかではない．対象患者の選択や栄養内容についての検討が必要である．

▶ Chapter 15の確認事項 ▶eラーニング スライド16対応

1 脳卒中患者への栄養療法について，その評価と課題を理解する．

▶ Chapter 16 　**大腿骨近位部骨折患者への栄養療法**（表11）
　　　　　　→（eラーニング▶スライド17）

　大腿骨近位部骨折への栄養療法・サプリメントについては，合併症，死亡率の軽減，握力の改善はあるが，ADL，QOL，膝伸展筋力への効果は明らかになっていない．

▶ Chapter 12の確認事項 ▶eラーニング スライド13，14対応

1 大腿骨近位部骨折患者への栄養療法について，その評価と課題を理解する．

▶ Chapter 17 　**高齢者への栄養療法単独での効果**（表12）→（eラーニング▶スライド18）

　高齢者に対する栄養療法・サプリメントの単独療法の効果は明らかでなく，近年，筋力増強訓練や運動療法との併用での効果が報告されてきている．

▶ 44

表12　高齢者への栄養療法単独での効果

・タンパク質の栄養補助食品をナーシングホームの虚弱高齢者にランダム化して10週間使用したが，除脂肪体重や身体活動・機能は改善しなかった．
　　≫　Fiatarone Singh MAm, 2000.
・平均70歳の高齢者22名に対して10日間の安静臥床の間にプラセボもしくはアミノ酸15g/日（ロイシン36％）投与を行った結果，大腿四頭筋のタンパク合成低下は必須アミノ酸投与にて抑制され身体機能の低下も有意に予防したが，骨格筋量の減少予防は得られなかった．
　　≫　Ferrando AA, 2002.
・平均67歳の高齢者に対してアミノ酸（ロイシン36％）と16週間投与したところ下肢筋量に変化はみられなかったが，除脂肪体重ならびに下肢筋力と歩行速度の有意な改善が認められた．
　　≫　Børsheim E, 2008.
・高齢男性にロイシン2.5gを食事とともに1日3回摂取させたが，骨格筋量，筋力ともに改善が得られなかった．
　　≫　Verhoeven S, 2009.
・栄養療法単独での筋肉量増加のエビデンスは乏しく，近年では筋力増強訓練との併用による効果が示されてきている．

▶ Chapter 17の確認事項 ▶ eラーニング スライド18対応

1 高齢者への栄養療法の，単独での効果の有無を理解する．

▶ Chapter 18　肥満例や低活動高齢者に対するHarris-Benedictの式（H-B式）使用時の問題点（表13，図5）→（eラーニング▶スライド19）

　Harris-Benedictの式（H-B式）を用いた基礎エネルギー消費量（BEE）推定は一般的であるが，現在の日本人では国立健康・栄養研究所の式（Ganpuleの式）がすべての年齢階級において比較的に妥当性が高く，H-B式は全体として過大評価の傾向にあるとの報告がある．また，肥満例では，実測値よりH-B式によるBEEが過大となることが報告されており，身体構成成分のばらつきの存在が要因としていわれている．

　2010年のASPENのガイドラインでも，肥満例におけるエネルギー必要量の決定は間接熱量測定の方が有効であるとされている．一方，PEGを有する低活動高齢者でも，H-B式によるBEEを基にした栄養量投与を行うと，間接熱量計に基づく投与と比較して脂肪中心の体重増加が生じることが報告されており，筋委縮の影響が考察されている．肥満例や長期臥床例では，可能であるなら間接熱量計にて安静時エネルギー代謝を測定したほうが，より適切な栄養投与量を設定できる．

▶ Chapter 9の確認事項 ▶ eラーニング スライド10対応

1 H-B式と国立健康・栄養研究所の式の二つの指標を理解する．
2 肥満例や低活動高齢者に対するH-B式使用時の問題点を理解する．

▶ Chapter 19　経管栄養は誤嚥性肺炎を防げるか（表14，図6）
→（eラーニング▶スライド20）

　脳卒中急性期や高齢者では胃機能低下が生じている場合があり，経管栄養時に胃食道逆流が生じ，経

▶ 45

表13 肥満例や低活動高齢者にHarris-Benedictの式（H-B式）使用時の問題点

- 基礎エネルギー消費量（BEE）算出にはHarris-Benedictの推定式以外にもいくつかあり，日本人では国立健康・栄養研究所の式（Ganpuleの式）はすべての年齢階級において比較的に妥当性が高く，Harris-Benedictの式は全体として過大評価の傾向にある（特に全年齢階級の女性と20～49歳の男性で著しい）との報告
　》》Miyake R, 2011.
- ASPENのガイドラインでは，肥満例におけるエネルギー必要量の決定は間接熱量測定のほうが有効であるとされている（2010）.
- 長期にPEGを有する低活動高齢者でも，H-B式によるBEEを基にした栄養量投与を行うと，過剰投与となることがある.

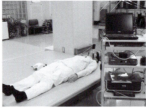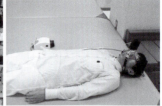

図5　間接熱量計（呼気ガス分析装置でも可能）による安静時エネルギー代謝の測定

肥満例や重度筋萎縮を認める長期臥床患者の栄養必要量評価には有効.

表14　経管栄養は誤嚥性肺炎を防げるか？

- 経管栄養にて7日から1年での誤嚥性肺炎の発症率は5.3%から58.8%との報告．死亡率は0～63%
　》》Finucane, 1996.
- 逆流による誤嚥性肺炎（aspiration pneumonitis）はMendelson症候群として知られ酸性胃液によって生じるが，胃瘻によってこれが防げることはないと考えられる
　》》Marik, 2001.
- 経鼻経管栄養と胃瘻との比較では，介入中断は経鼻経管栄養が高いが，死亡率と肺炎発生においては差は認めず
　》》Gomes, 2012.（Cochrane Database Syst Rev., 2012）

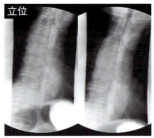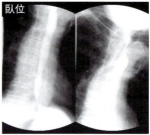

図6　注入時逆流の例

86歳男性，脳梗塞．胃瘻から造影剤注入.

管栄養中にも誤嚥性肺炎を発症することは少なくない．注入開始前にチューブを吸引して，前回の経腸栄養剤が引ける例では，胃排出能低下が疑われ，胃食道逆流による誤嚥性肺炎の危険が高く，注入量や速度を低下させる必要がある．痰の吸引などで，咽頭から経腸栄養が引ける例でも同様の対応を行う．

Chapter 19の確認事項 ▶ eラーニング スライド20対応

1. 経管栄養中の誤嚥性肺炎の危険度について理解する．

Chapter 20　日本での胃瘻造設後の長期生存率（表15）

→（eラーニング▶スライド21）

胃食道逆流の問題等があるため，胃瘻造設患者の長期生存率は高くないことがわかる．

表15　日本での胃瘻造設後の長期生存率（吉田ほか，日静脈経腸栄会誌31 (6)：215-220, 2016）

出版年	著者	患者数	1年生存率
2002	大西	69人	64% (95% CI 53-75%)
2005	松原	178人	61% (95% CI 54-68%)
2008	徳永	198人	38% (95% CI 31-45%)
2010	鈴木	931人	66% (95% CI 63-69%)
2013	神崎	288人	52% (95% CI 46-58%)
		合計1,664人	平均値56% (95% CI 46-66%；Tau^2 0.0122, I^2 93%)

出版年	著者	患者数	2年生存率
2002	大西	69人	56% (95% CI 44-67%)
2008	徳永	198人	28% (95% CI 22-34%)
2010	鈴木	931人	50% (95% CI 47-53%)
2013	神崎	288人	41% (95% CI 35-46%)
		合計1,486人	平均値43% (95% CI 32-55%；Tau^2 0.0127, I^2 94%)

出版年	著者	患者数	3年生存率
2002	大西	69人	42% (95% CI 31-54%)
2008	徳永	198人	22% (95% CI 17-28%)
2013	神崎	288人	31% (95% CI 26-37%)
		合計555人	平均値31% (95% CI 20-41%；Tau^2 0.0071, I^2 85%)

▶ **Chapter 20 の確認事項** ▶ e ラーニング スライド21対応

1 日本での胃瘻増設後の長期生存率を理解する.

▶ Chapter 21　**半固形栄養と経胃的腸瘻による胃食道逆流への対応**
（表16，図7）→（e ラーニング ▶ スライド22）

　胃食道逆流に対しては半固形栄養の投与や経胃的腸瘻が行われている.

　半固形栄養は水より粘度が高いから逆流しないのではなく，生理的な食物を胃に入れることによって，胃に弛緩（適応弛緩）を生じさせ，さらに蠕動を生じさせる方法とされている.

　経胃的腸瘻や腸瘻は胃に栄養剤が入らないため，逆流のリスクは下がるが，短時間での注入はダンピング症候群を生じることが多いため困難である.また，腸に栄養剤を注入しても胃酸は分泌するため，胃酸の誤嚥が生じることもある.ダブルルーメンタイプ（2経路有するチューブを胃と腸に留置）を用いた経胃的腸瘻を利用して，胃側を開放しながら腸に栄養剤を注入する方法も報告されている.

▶ **Chapter 21 の確認事項** ▶ e ラーニング スライド22対応

1 半固形栄養が逆流しにくい理由がどのように捉えられているかを理解する.
2 経胃的腸瘻や腸瘻の逆流に対する利点と，それらを用いることのデメリットを理解する.

表16 半固形栄養と経胃的腸瘻による胃食道逆流への対応

- 経管栄養時の胃食道逆流を予防する方法として，日本で始まった半固形栄養がある．これは経腸栄養剤の寒天や増粘剤などで粘度を高めて投与するものである．
- 当初は粘度を高めることによって物理的に逆流を防ぐとされたが，近年では生理的な食物を胃に入れることによって，胃に弛緩（適応弛緩）を生じさせ，さらに蠕動を生じさせるとの報告もある．
- 近年普及している方法であるが，肺炎予防のエビデンスは乏しい．
- 胃に経腸栄養剤を投与せず，腸に直接投与する方法として経胃的腸瘻や腸瘻がある．
- 胃を介さないため，投与時にはダンピング症候群に注意する必要があり，急速注入は困難である．

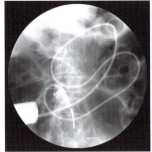
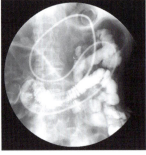

図7 経胃的腸瘻
小腸内への直接注入にて胃への逆流が生じない．

表17 半固形栄養のエビデンス

- 66名の患者（液体優先群32名，半固形優先群34名）を対象とした研究．半固形使用後の胃食道逆流（GER）発症率は，ヘルニアがない患者および軽度の患者では低かった．
  》 Shimizu A, 2016.
- レビュー論文：半固形栄養はGERを低下させ，胃内停滞時間とケア時間も短縮した．肺炎と下痢については有意な効果は認められなかった．
  》 Kokura Y, 2020.

Chapter 22　半固形栄養のエビデンス (表17) → (eラーニング▶スライド23)

半固形栄養の効果については，胃食道逆流や胃内停滞時間，ケア時間の短縮について報告されているが，肺炎と下痢については明らかではない．

▶ Chapter 22の確認事項 ▶ eラーニング スライド23対応

1 半固形栄養の現状の評価について理解する．

文　献

1) Rosenberg IH：Epidemiologic and methodologic problems in determining nutritional status of older persons. Am J Clim Nutr, 50：1231-1233, 1989.
2) 幣憲一郎：栄養投与量の決め方．病態栄養専門医テキスト，日本病態栄養学会編，南江堂，東京，24-30，2009.
3) 宮越浩一：栄養によるアンチエイジングとリハビリテーション．Medical rehabilitation, 124：121-126, 2010-2011.
4) Vellas B, Villars H, Abellan G, et al.：Overview of the MNA®-Its History and Challenges. J Nutr Health Aging, 10：456-465, 2006.
5) Rubenstein LZ, Harker JO, Salva A, Guigoz Y, Vellas B：Screening for Undernutrition in Geriatric Practice：Developing the Short-Form Mini Nutritional Assessment (MNA-SF). J Geront, 56A：M366-377, 2001.
6) Guigoz Y：The Mini-Nutritional Assessment (MNA®) Review of the Literature What does it tell us？. J Nutr Health Aging, 10：466-487, 2006.
7) 日本静脈経腸栄養学会 編：成人の病態別栄養管理．静脈経腸栄養ガイドライン，南江堂，東京，60-62, 2006.
8) Dennis MS, Lewis SC, Warlow C：FOOD Trial Collaboration. Effect of timing and method of enteral tube feeding for dysphagic stroke patients (FOOD)：a multicentre randomized controlled trial. Lancet, 365：764-772, 2005.

9）Park RH, Allison MC, Lang J, Spence E, Morris AJ, Danesh BJ, Russell RI, Mills PR：Randomised comparison of percutaneous endoscopic gastrostomy and nasogastric tube feeding in patients with persisting neurological dysphagia. BMJ, 304：1406-1409, 1992.

10）FOOD Trial Collaboration. Poor nutritional status on admission predicts poor outcomes after stroke：observational data from the FOOD trial. Stroke, 34：1450-1456, 2003.

11）Park RH, Allison MC, Lang J, Spence E, Morris AJ, Danesh BJ, Russell RI, Mills PR：Randomised comparison of percutaneous endoscopic gastrostomy and nasogastric tube feeding in patients with persisting neurological dysphagia. BMJ, 304：1406-1409, 1992.

12）DePippo KL, Holas MA, Reding MJ, et al.：Dysphagia therapy following stroke. Neurology, 44：1655-1660, 1994.

13）Gariballa SE, Parker SG, Taub N, et al.：Nutritional status of hospitalized acute stroke patients. Br J Nutr, 79：481-487, 1998.

14）Dennis MS, Lewis SC, Warlow C：FOOD Trial Collaboration. Routine oral nutritional supplement for stroke patients in hospital（FOOD）：a multicentre randomized controlled trial. Lancet, 365：755-763, 2005.

15）笛吹　亘，園田　茂，鈴木　亨，他：脳卒中回復期リハビリテーションへの栄養サポートチーム介入：Functional Independence Measureを用いた効果検証．Jpn J Rehabil Med, 45：184-192, 2008.

16）McClave SA, Martindale RG, Vanek VW, et al.：Guidelines for the Provision and Assessment of Nutrition Support Therapy in the Adult Critically Ill Patient：Society of Critical Care Medicine（SCCM）and American Society for Parenteral and Enteral Nutrition（A.S.P.E.N.）. J Parenter Enteral Nutr, 33：277-316, 2009.

17）Finucane TE, Bynum JP：Use of tube feeding to prevent aspiration pneumonia. Lancet, 348（9039）：1421-1424, 1996.

18）Marik PE：Aspiration pneumonitis and aspiration pneumonia. N Engl J Med, 344（9）：665-711, 2001.

19）Sanders DS, Carter MJ, D'Silva J, James G, Bolton RP, Bardhan KD：Survival analysis in percutaneous endoscopic gastrostomy feeding：a worse outcome in patients with dementia. Am J Gastroenterol, 95：1472-1475, 2000.

§23

経管栄養法

第5分野 摂食嚥下障害患者の栄養
23―経管栄養法

71 経管栄養の適応・種類と特徴・合併症

Lecturer ▶ 瀬田 拓
ないとうクリニック

学習目標 Learning Goals
- 経管栄養の適応がわかる
- 経管栄養法の種類とその特徴がわかる
- 経管栄養の合併症を理解し，その発見や予防ができる

▶ Chapter 1　経管栄養の適応 → (eラーニング▶スライド2)

　栄養スクリーニング・栄養アセスメント（p.12以降参照）を行い，必要な栄養と水分を算出する．通常の食事からでは必要量の摂取が困難な場合に，栄養サポートが必要となる．摂食方法の工夫，嚥下調整食，栄養ドリンク，栄養ゼリー，水分補給ゼリー等の使用で経口摂取の拡大を図っても，十分な栄養・水分の摂取が困難なときに，人工的水分・栄養補給法（artificial hydration and nutrition；AHN）の適応となる．AHNの方法には，経腸（経管）栄養と経静脈栄養があるが，経管栄養は通常の食事と同様に，腸管で消化・吸収が行われるため，経静脈栄養より生理的で代謝上の合併症が少なく，腸管（特に消化吸収能を持つ小腸）が使える状態のときには経管栄養を第一選択とする．

▶ Chapter 1 の確認事項 ▶ eラーニング スライド2対応

1 どのような場合に経管栄養が適応となるのかを理解する．

▶ Chapter 2　経管栄養の禁忌（表1）→ (eラーニング▶スライド3)

　経管栄養の禁忌は，腸が安全に使用できない場合である．次のChapterで解説する経管栄養の利点（腸を使うメリット）を生かすため，近年ますます積極的に経管栄養を実施する傾向が高まっている．病名や病態によって，絶対禁忌とされるものはなく，常に総合的に検討したうえで，経管栄養の実施によるメリットよりも，実施によって病状を悪化させる危険のほうが高いと判断されるときに控えることになる．完全腸閉塞，消化管穿孔，汎発性腹膜炎，補正できない出血傾向の場合は，リスクが大きく，控えるべき病態といえる．

　消化管虚血，難治性嘔吐，重症下痢の場合も，病態が安定するまでは，経管栄養の開始を遅らせたり，一時的に経管栄養を中止せざるを得ないことが多い病態である．また，循環動態が不安定な場合は，循環動態への影響が許容できる範囲の経管栄養に減量したり，一時的に中止したりする．

　短腸症候群など，消化管での栄養の吸収が低下している場合は，主要な栄養は中心静脈栄養によって維持しながら，少量の経管栄養または可能であれば経口摂取を実施することも多い．

▶ Chapter 2 の確認事項 ▶ eラーニング スライド3対応

1 経管栄養の禁忌を理解する．

表 1　経管栄養が禁忌となる疾患・病態

腸が安全に使用できない場合は，経管栄養を控える．

控えるべき病態	・完全腸閉塞 ・消化管穿孔 ・汎発性腹膜炎 ・補正できない出血傾向
選択しにくい病態	・消化管虚血 ・難治性嘔吐 ・重症下痢 ・循環動態が不安定 ・消化管での栄養の吸収が低下している場合

※選択しにくい病態であっても，経管栄養の利点を引き出すために，おもに経静脈栄養を行いながら，少量でも可能な範囲で経管栄養を行うことがある．

Chapter 3　経管栄養の利点 (表2) → (eラーニング▶スライド4)

中心静脈栄養は，必要な水分，エネルギー，タンパク質，ミネラル，ビタミン，微量元素を確実に体内に投与できる利点があるにもかかわらず，腸が使える場合は，経管栄養を第一選択とするように推奨されているのには理由がある．まず中心静脈栄養には，長期に続けると，腸管の廃用性萎縮を生じたり，カテーテル敗血症や代謝性の合併症を起こすことが少なくないという問題点があげられる．さらに，現在の輸液では，いまだ含まれていない栄養源もあり，決して完全なものではないことがあげられる．

一方，経管栄養は腸管を使い続けるため，腸管の構造と機能をよく維持し，免疫能，生体防御機能の維持にも有効である．さらに，中心静脈栄養に比べれば圧倒的に安価な方法である．また，胃瘻栄養による長期管理の方法が確立するとともに広く普及したため，病院，施設，在宅のいずれにおいても，スムーズに導入できるようになったことも大きな利点といえる．

Chapter 3の確認事項 ▶ eラーニング スライド4対応

1. 経管栄養の利点を理解する．
2. 中心静脈栄養の利点と問題点を理解する．

Chapter 4　経管栄養の種類 → (eラーニング▶スライド5)

代表的な経管栄養法には，胃瘻栄養法（経皮内視鏡的胃瘻造設術：PEG），経鼻経管栄養法（NG法），間歇的経管栄養法（IC法）がある．その他の経管栄養法としては，**表3**に示したようなものがあり，特殊な病態に合わせて選択されるときがある．

Chapter 4の確認事項 ▶ eラーニング スライド5対応

1. 代表的な経管栄養を理解する．
2. 代表的なもの以外にも，さまざまな経管栄養方法を理解する．

表2 高カロリー輸液の問題点と経管栄養の利点

・高カロリー輸液（中心静脈栄養）の問題点
　長期投与により腸管の廃用性萎縮をきたす
　カテーテル敗血症や代謝性の合併症を起こすことが
　ある
・経管栄養の利点（高カロリー輸液と比較して）
　安価である
　腸管の構造と機能を維持する
　免疫能の維持，生体防御機能の維持に有効である
　胆汁うっ滞が起こりにくい
　長期管理の方法が確立し，広く普及している

表3 経管栄養の種類

・代表的な方法
　胃瘻栄養法（経皮内視鏡的胃瘻造設術：PEG）
　経鼻経管栄養法（NG法）
　間歇的経管栄養法（IC法）
・その他の方法
　経鼻栄養でチューブの先端を十二指腸や空腸にする
　開腹術による胃瘻造設
　経胃瘻的に空腸カテーテルを挿入
　腸瘻
　経皮経食道的胃管（PTEG）

表4 代表的な経管栄養法の特徴

	利点	欠点
胃瘻栄養法（PEG）	・嚥下訓練を妨げない ・自己抜去が少ない ・肺炎リスクの低下 ・長期的管理方法が普及 ・半固形化栄養剤が投与しやすい	・手術（内視鏡による）が必要 ・瘻孔のケアが必要 ・定期的な交換が必要 ・交換時の偶発的合併症 ・自己抜去時の合併症
経鼻経管栄養法（NG法）	・手技が普及している ・急ぐ場合でも開始しやすい ・低コスト	・鼻咽頭の損傷 ・誤嚥発生リスクが高い ・鼻咽頭の違和感 ・自己抜去のリスク ・誤挿入のリスク ・審美的な問題
間歇的経管栄養法（IC法）	・注入時以外はチューブフリー ・注入時間の短縮 ・胃食道逆流・下痢の減少 ・肺炎リスクの低下 ・低コスト ・嚥下訓練になる	・手技が普及していない ・挿入困難例がある ・介護者の手間 ・食道内逆流

> Chapter 5 　**代表的な経管栄養法の特徴** →（eラーニング ▶ スライド6）

　表4に，代表的な経管栄養法の特徴をまとめた．

　PEGは，内視鏡手術を必要とするが，比較的簡単な手術で造設が可能なため，急速に普及した方法である．特に経管栄養の必要性が長期に及ぶと予想されるときは，PEGが選択されることが多く，長期の安定的な栄養管理を可能にする．欠点は，瘻孔に関連するもの，チューブ交換に関連するものがあげられ，特に瘻孔ケアは介護者にとって負担を重く感じやすいものであることに留意する必要がある．また，長期的安定を得やすいことが，皮肉にも倫理的問題を生じやすいという点も欠点といわざるを得ない．

　NG法は，手技が普及しており，日本のすべての医療機関で実施可能な方法であるが，経鼻的に挿入されたチューブが，咽頭を経由して留置されることに伴う欠点が多数存在する．特に太いチューブが咽頭を左右に交差して留置された場合，嚥下の大きな妨げとなり，嚥下訓練を進めるにあたって大きな障壁となる．また，手技は普及しているが，気管へ挿入したまま栄養投与をすると，致死的な合併症の原因となるため，より慎重な挿入後および栄養注入前の確認が必要である．

　IC法は，栄養を注入するときだけ経口的または経鼻的にチューブを挿入するため，嚥下訓練をチューブフリーで実施できることが最大の利点である．また，チューブを経口的に挿入すること自体がチュ

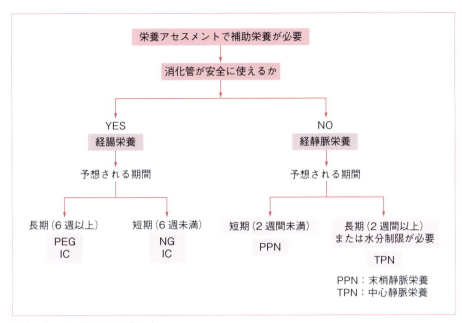

図1 栄養法選択のアルゴリズム

ーブを飲み込むという嚥下訓練にもなる．さらに，栄養投与に伴う消化器合併症（嘔吐や下痢）が起きにくく，注入スピードを高められるなど，利点の多い方法である．しかし，栄養注入のたびにチューブを挿入するため，挿入時に強い違和感や嘔吐反射が起こる例には実施が困難である．また，残念ながらIC法の普及はなかなか進んでいるとはいいがたく，実施可能な医療機関が増えてきていないのが現状である．

> Chapter 5の確認事項 ▶ eラーニング スライド6対応
> 1 経鼻経管栄養法の利点と欠点を理解する．
> 2 胃瘻栄養法の利点と欠点を理解する．
> 3 間歇的経管栄養法の利点と欠点を理解する．

Chapter 6　栄養法選択のアルゴリズム → (eラーニング ▶ スライド7)

代表的な経管栄養法には，PEG，NG法，IC法があるが，明確な選択基準があるわけではなく，症例ごとに総合的に判断して適応決定しているのが実際である．**図1**は，米国静脈経腸栄養学会ガイドラインのアルゴリズムを参考にしたものである．消化管が利用できるときは，経腸栄養を選択し，予想される期間が長期の場合はPEGを，短期の場合はNG法を推奨している．IC法は予想される期間にかかわらず，実施可能な施設（職員がIC法管理のトレーニングを受けている）であれば，IC法の長所が活かせる例には，積極的に選択してよい．

> Chapter 6の確認事項 ▶ eラーニング スライド7対応
> 1 経腸栄養，PEG，NG法，IC法の選択基準を理解する．

表5 慎重に判断すべき疾患・病態

※いかなる方法を選択する場合でも，医学的な適応判断だけでなく，倫理面への配慮も必要で，自己判断能力があり，かつ意思表示ができる患者が同意していることが前提となる．もし患者本人から意思確認できない場合は，代理人を中心に患者の意思を推定することが必要となる．

PEG	NG法	IC法
・胃病変 ・胃切除後 ・VPシャント ・多量の腹水	・髄液漏など鼻腔の安静が必要 ・留置に身体拘束が必要 ・くり返す誤嚥性肺炎	・食道病変 ・介護に抵抗する者 ・挿入時の強い嘔吐反射 ・食道内逆流

Chapter 7　慎重に適応を判断すべき疾患・病態 → (eラーニング ▶ スライド8)

表5に示したような疾患・病態がある場合は，他の方法に切り替えることを考慮すべきである．しかし，いかなる方法を選択する場合でも，医学的な適応判断だけでなく，倫理面への配慮も必要で，自己判断能力があり，かつ意思表示ができる患者が同意していることが前提となる．もし患者本人から意思確認できない場合は，代理人を中心に患者の意思を推定することが必要となる．

Chapter 7の確認事項 ▶ eラーニング スライド8対応

1. NG法，PEG，IC法，それぞれについて，適応を慎重に判断しなければならないケースを理解する．

Chapter 8　経管栄養による合併症 ① → (eラーニング ▶ スライド9)

経管栄養による合併症は，栄養チューブに関連した合併症，瘻孔に関連した合併症，消化器症状，代謝上の問題，感染症に分けて考えるとよい．表6①では，栄養チューブに関連した合併症をまとめた．NG法，IC法では，気管内への誤挿入，PEGでは腹腔内への誤挿入の危険があるが，いずれでも誤挿入したまま栄養投与すると大きな事故につながる．

胃食道逆流は，仰臥位で胃へ直接栄養剤を投与すると起こりやすい．

また薬剤を粉砕して投与するとチューブの閉塞が起こりやすいため，簡易懸濁法を積極的に利用するとよい．

Chapter 8の確認事項 ▶ eラーニング スライド9対応

1. 経管栄養による合併症を区分けできるようになる.
2. 栄養チューブに関連した合併症の種類を理解する.

Chapter 9　経管栄養による合併症 ② → (eラーニング ▶ スライド10)

瘻孔に関連した合併症を表6②にまとめた．NG法，IC法は経鼻または経口的にチューブを挿入するが，他の方法の場合は瘻孔を経由してチューブが留置される．瘻孔に関連した合併症としては，瘻孔の創感染，瘻孔周囲の皮膚トラブル，胃粘膜の圧迫壊死，バンパー埋没症候群があげられ，注意を要する．

カテーテルを軽く引っ張ったり回転させたりしたときに，軽やかに上下に動き滑らかに回転する程度にしておくことで，バンパー埋没症候群のリスクは軽減できる．

表6 経管栄養による合併症

①栄養チューブに関連した合併症	気管内への誤挿入（NG法，IC法） 腹腔内への誤挿入（PEG） チューブによる粘膜損傷，消化管穿孔 チューブによる胃食道逆流 チューブの自然抜去，自己（事故）抜去 チューブの閉塞
②瘻孔に関連した合併症	瘻孔の創感染 瘻孔周辺の皮膚トラブル 胃粘膜の圧迫壊死 バンパー埋没症候群
③消化器症状	下痢，便秘，腹痛，嘔気・嘔吐，腹部膨満感
④代謝上の問題	血糖値の上昇，ビタミン・微量元素欠乏症， 電解質異常，高炭酸ガス血症
⑤感染症	誤嚥性肺炎

▶ Chapter 9の確認事項 ▶ eラーニング スライド10対応

1 瘻孔に関連した合併症の種類を理解する.

Chapter 10   経管栄養による合併症 ③ → (eラーニング ▶ スライド11)

　その他の合併症を表6③〜⑤にまとめた．消化器症状としては，経管栄養開始初期の下痢がしばしば問題となる．対策としては，投与速度を落とすことが多いが，注入時間の延長は離床時間短縮につながりやすく，リハビリテーションの妨げになってしまう．IC法は，投与速度を速めても，消化器症状が出現しにくい投与方法である．

▶ Chapter 10の確認事項 ▶ eラーニング スライド11対応

1 経管栄養による消化器の問題点，代謝上の問題，感染の問題を理解する.

文 献

1) 曽田益弘：焦点 ここまできた経管栄養法．どんな場合に使われるか：経管栄養の適応基準とその方法．看護技術，46：1268-1272，2000.

2) 舟橋満寿子，他：嚥下障害児に対する口腔ネラトン法の試み．脳と発達，17：3-9，1985.

3) 木佐俊郎，他：摂食・嚥下障害に対する「口腔ネラトン法」の応用．総合リハ，19：423-430，1991.

4) 飛田美穂：焦点 ここまできた経管栄養法．経管栄養のメリットとデメリット—栄養生理学的にみる消化・吸収のしくみから—．看護技術，46：1252-1257，2000.

5) 野﨑園子，他：筋萎縮性側索硬化症患者に対する間欠的経口経管栄養法．神経内科，60：543-548，2004.

6) 大熊るり，他：摂食・嚥下障害患者に対する代替栄養法—間歇的経管栄養法（intermittent tube feeding）の利点と適応．Medicina，38：692-698，2001.

第5分野 摂食嚥下障害患者の栄養
23─経管栄養法

72 具体的方法：経鼻経管栄養法・間歇的経管栄養法・胃瘻栄養法

Lecturer ▶ 藤島一郎[1]，田中直美[2]

1) 浜松市リハビリテーション病院特別顧問
2) 浜松市リハビリテーション病院看護課長

学習目標 Learning Goals

- 嚥下運動を阻害しにくい経鼻栄養チューブの挿入方法がわかる
- 安全な経管栄養法の注入方法がわかる
- 経管栄養の管理方法がわかる

1 経鼻経管栄養

▶ Chapter 1　チューブの選択（表1）→（eラーニング▶スライド2）

　経鼻経管栄養では，適切なチューブの選択を行う必要がある．ポリ塩化ビニルは安価で経済的だが，消化液による変性で硬化するため，週1回の交換が必要となる（図1）．シリコンやポリウレタンはやや高価だが，消化液による変性が少ないため，長期使用の経鼻胃栄養法に好適である．

　栄養チューブは，可能な限り細くて軟らかいチューブを選択すると嚥下運動に有利となる．ただし，コシがないためやや挿入しにくく，のどでとぐろを巻くこともあり配慮が必要である．

▶ Chapter 1の確認事項 ▶ eラーニング スライド2対応

1. 栄養チューブの選択方法を理解する．
2. ポリ塩化ビニル製チューブの特性を理解する．
3. ポリウレタン製チューブの特性を理解する．

表1　チューブの選択

材質	ポリ塩化ビニル	安価のため経済的．消化液による変性で硬化するため，週1回交換が必要で，短期間の使用に適する．
	シリコンポリウレタン	やや高価であるが粘膜刺激や消化液による変性が少なく，長期間使用の経鼻胃栄養法に好適．
太さ	成分栄養	5Fr以上．
	半消化態栄養剤	8〜12Fr.＊可能な限り細くて軟らかいチューブを選択する．

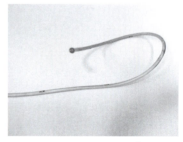

図1　硬化した栄養チューブ

表2　チューブ挿入の長さ

胃内に留置	通常は，胃内に留置する． 鼻から噴門部までの距離＋10cm挿入する． （噴門部までの距離の目安は，患者の鼻孔から耳朶＋耳朶から剣状突起までの長さ）
小腸上部に留置	難治性の胃食道逆流などにより，小腸上部にチューブを留置する場合がある． チューブは120cm以上の長いものを使用する． 先端に錘などが付いたEDチューブ（ニューエンテラルフフィーディングチューブ®など）を使用して，消化管の蠕動運動で幽門を通過させる． 経時的にX線で通過を確認する必要がある．

▶ Chapter 2　**チューブ挿入の長さ**（表2）→（eラーニング▶スライド3）

　通常は，胃内に留置する．挿入長は患者の体型に左右されるため，鼻から噴門部までの距離＋10cm挿入する．噴門部までの距離の目安は，鼻孔から耳朶，耳朶から剣状突起までの長さで，成人の多くは50～60cmとなる．

　難治性の胃食道逆流などにより，小腸上部にチューブを留置する場合がある．チューブは120cm以上のものを用い，先端に錘がついたチューブを使用して消化管の蠕動運動で幽門を通過させる．経時的にX線で通過を確認する必要がある．

▶ Chapter 2の確認事項 ▶ eラーニング スライド3対応

1 チューブの長さ決定の要素を理解する．
2 胃内留置の場合のチューブ長決定の考え方を理解する．
3 噴門部までの長さをどのように捉えるかを理解する．
4 小腸上部にチューブを留置する場合の考え方を理解する．

▶ Chapter 3　**頸部回旋でのチューブ挿入** →（eラーニング▶スライド4）

　実際に，チューブを挿入する際には，頸部回旋でチューブ挿入を行うとよい（図2）．① リクライニング位で，枕を高くすることで，頸部の筋肉を弛緩させる．② 挿入する鼻腔と反対側に頸部を回旋することで，同側の梨状窩にチューブ先端を誘導する．詳しくは次のChapterで説明する．③ 鼻から耳までの長さを挿入したところで，先端が梨状窩に達するため，嚥下を促す．④ 嚥下に合わせてチューブを進めると，食道入口部をスムーズに通過する．

▶ Chapter 3の確認事項 ▶ eラーニング スライド4対応

1 頸部回旋によってチューブを挿入する方法を理解する．

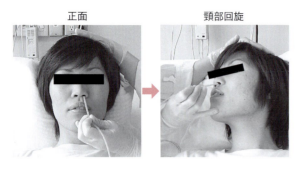

図2 頸部回旋でのチューブ挿入
① リクライニング位で枕を高く当て頸部の筋肉を弛緩させる
② 挿入する鼻腔と反対側に頸部を回旋する
③ 鼻から耳までの長さ（約15cm）を挿入した所で嚥下を促す
④ 嚥下に合わせてチューブをすすめると，食道入口部をスムーズに通過できる

左鼻孔から挿入した場合には，頸部は右に回旋する．

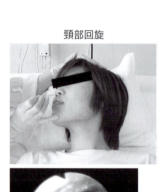

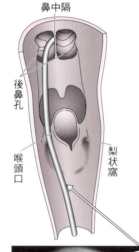

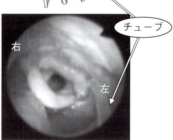

図3 なぜ，挿入する鼻腔と反対側に頸部を回旋するのか？
・回旋側と反対側の咽頭が開き，食道入口部の圧が低下する（写真中の※）
　↓
・鼻孔と同側の梨状窩に挿入されやすく，嚥下運動を障害しにくい

▶Chapter 4　なぜ，挿入する鼻腔と反対側に頸部を回旋するのか？
→（eラーニング▶スライド5）

　なぜ，挿入する鼻腔と反対側に頸部を回旋するとよいのだろうか？　回旋する側と反対側の咽頭が開き，食道入口部の圧が低下する（図3）．すると，鼻腔と同側の梨状窩にチューブが挿入されやすく，咽頭側壁に沿って留置されたチューブは，喉頭蓋への刺激がないため違和感が少なく，喉頭蓋の反転も阻害せず，嚥下運動を障害しにくいためである．

▶ Chapter 4の確認事項 ▶ eラーニング スライド5対応

1 チューブ挿入時の留意点を理解する．
2 鼻腔と同側の梨状窩にチューブを挿入する場合の留意点を理解する．

表3 推奨されているチューブの位置確認方法

「栄養剤投与目的に行われた胃管挿入に係る死亡事例の分析」 (日本医療安全調査機構, 2018)	・気泡音の聴取は，胃内挿入の確実な方法ではない ・X線撮影やpH測定を含めた複数の方法で行う ・特にスタイレット付きの胃管など穿孔リスクの高い場合は，X線造影で先端位置の確認が望ましい
「患者の安全性に関する警告」(英国, 2005)	① 吸引液のpH測定（5.5以下）を推奨する ② X線でのチェックも推奨するが日常的に使用しない ③ 空気の聴診は使用しない ④ 呼吸困難がないことをもって設置が正しく行われていると解釈しない ⑤ pH測定では制酸剤による影響に注意する注意する

Chapter 5　推奨されているチューブの先端位置確認方法（表3）
→（eラーニング▶スライド6）

　経鼻チューブは，肺への誤挿入が問題となり，誤挿入に気付かず注入したことによる死亡事故も報告されている．日本医療安全調査機構の「栄養剤投与目的に行われた胃管挿入に係る死亡事例の分析」では，気泡音の聴取は，胃内挿入の確実な方法ではない．X線撮影やpH測定を含めた複数の方法を行う．特にスタイレット付きの胃管など穿孔リスクが高い場合は，X線造影検査での先端位置の確認が望ましいと提言がなされている．

　英国の患者の安全に関する警告では，吸引液のpH測定5.5以下の確認が最も推奨されている．pH測定は，制酸剤による影響があることを知っておく必要がある．

▶ Chapter 5の確認事項 ▶eラーニング スライド6対応

1 チューブの先端位置確認方法を理解する．

Chapter 6　胃管挿入後のチューブの先端位置確認方法別メリット・デメリット（表4）→（eラーニング▶スライド7）

　胃管挿入後のチューブの先端位置確認方法は，表にあるようにそれぞれメリットとデメリットがある．各施設で適した方法を検討し，複数の方法で挿入位置確認を行う．pH測定は，制酸剤投与中には胃内容物は酸性にならない可能性があるので，注意が必要である．

▶ Chapter 6の確認事項 ▶eラーニング スライド7対応

1 各確認方法のメリット・デメリットを理解する．

表4　胃管挿入後のチューブの先端挿入位置確認方法別メリット・デメリット（日本医療安全調査機構，2018.[6]）を一部改変）

位置確認の方法	メリット	デメリット
X線 X線造影	・胃管の先端位置が確認できる	・誤読の可能性がある
喉頭内視鏡 喉頭鏡	・食道への挿入が確認できる ・気管への誤挿入を発見できる	・胃管の先端位置は確認できない ・苦痛を伴う
胃内容物吸引による pH測定	・簡便に実施できる	・胃内容物が吸引できない場合がある ・制酸薬投与中は胃内容物が酸性にならない可能性がある
CO_2検知器による確認	・気管への誤挿入を発見できる	・胃膨満がある場合，二酸化炭素を検知することがある ・コストが高い
色素法＊	・簡便に実施できる	・色素注入せずに抜去したときには実施不可
気泡音の聴取	・簡便に実施できる	・胃に挿入されていなくても胃に挿入されているような音が聞こえる

＊色素法：胃管交換時，抜去前に色素液を注入し，胃管交換後に注入した色素液が吸引されるか否かを見る位置確認の方法
各施設で適した方法を検討し，複数の方法で挿入位置確認を行う．

► Chapter 7　**胃管挿入から初回栄養剤投与までのフローチャート**
→（eラーニング ▶ スライド8）

　図4は，経鼻経管栄養チューブの挿入から初回栄養剤投与までのフローチャートで，日本医療安全調査機構が提言で述べた方法である．胃管からの栄養剤投与は，緊急性が低く重篤な合併症を回避するためには，初回は日中に水（50〜100mL程度）を投与することが推奨されている．

● Chapter 7 の確認事項 ▶ eラーニング スライド8対応

1 胃管挿管からの流れを理解する．

► Chapter 8　**経鼻栄養チューブ挿入確認マニュアル** →（eラーニング ▶ スライド9）

　日本医療安全調査機構は，胃管挿入のリスク周知や具体的方法について各施設での取り決めを策定することも推奨している．図5は浜松市リハビリテーション病院のものだが，マニュアルの一例として参考にしてほしい．

● Chapter 8 の確認事項 ▶ eラーニング スライド9対応

1 胃管挿入でどのような点を確認することが重要か，モデル例をもとに考える．

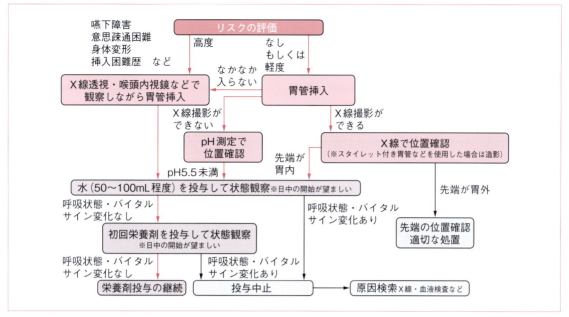

図4 胃管挿入から初回栄養剤投与までのフローチャート
(日本医療安全調査機構, 2018.[6] を一部改変)

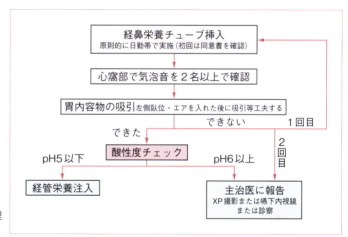

図5 経鼻栄養チューブ挿入確認マニュアル
(浜松市リハビリテーション病院医療安全管理委員会作成例)

 間歇的経管栄養法（間歇的口腔食道栄養法：OE法，IOE），間歇的口腔胃栄養法（OG法）

▶Chapter 9　開始前の確認 → (eラーニング ▶ スライド 10)

　間歇的経管栄養法では，間歇的口腔食道栄養法（OE法）と間歇的口腔胃栄養法（OG法）が知られているが，ときには鼻腔からの間歇的経管栄養法も検討する．注入のたびに，チューブを挿入するために嚥下訓練の効果が期待されている．

　ただし，開始する前には，以下の確認が必要である（表5）．① 意識清明で協力的であること．自己

表5 開始前の確認
1) 意識清明で協力的である
　自己抜去の危険性が高い場合は原則適応外
2) 清明な発声が可能である
　挿入確認の際，有声音は誤挿入がない判断基準の一つ
3) チューブ挿入時に絞扼反射（催吐反射）がない
　絞扼反射が強い場合には，鼻腔からの挿入を検討する
4) 食道・胃の手術などの既往歴
　手術歴がある場合には，安全に施行可能かを検討する
5) 嚥下造影で食道内逆流の有無と，チューブ留置位置の決定
　食道内逆流を認める場合には，OG法を検討する．
6) 口腔内の清潔が保たれている
　口腔および咽頭の清潔を保った状態で行う

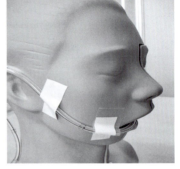

図6　OE法（OG法）のチューブ固定

表6　OE法・OG法のチューブの挿入
① 16〜18Frの太いチューブを用いる
② アイスマッサージで口腔内を湿潤させ嚥下しやすくする
③ 口角から対側の咽頭壁に向かってチューブを挿入する
　※「オー」舌根が下がり中咽頭にすすみやすい
　※「イー」中〜下咽頭が広がり梨状窩に誘導される
④ 梨状窩まで入ったら嚥下を促す
⑤ チューブを胃まで進め，胃内に入った事を確認する
　※発声，胃内容物の吸引，気泡音の複数の方法で確認を行う
⑥ OE法では，注入部位を食道第二狭窄部の少し下まで引き抜いて固定する
　※成人では40〜45cm程度．先端が注入部位でないことがあるので注意

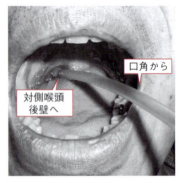

図7　OE法・OG法のチューブの挿入

抜去の危険性が高い場合は，原則適応外となる．② 清明な発声が可能であること．挿入確認の際に発声を確認する．③ チューブ挿入時に絞扼反射（催吐反射）がないこと．絞扼反射が強い場合には，鼻腔からの挿入を検討する．④ 食道・胃の手術などの既往歴を確認する．手術歴や食道裂孔ヘルニアがある場合，安全に施行可能かを検討する．⑤ 嚥下造影で食道内逆流の有無とチューブ留置位置の決定を行う．食道内逆流を認める場合には，OG法を検討する．⑥ 実施時には，口腔内の清潔が保たれていることを確認する．

▶ Chapter 9の確認事項 ▶ eラーニング スライド10対応

1 間歇的経管栄養法開始前の確認事項を理解する．

Chapter 10　OE法・OG法のチューブの挿入（表6，図6，7）
→（eラーニング ▶ スライド11）

　OE・OG法では，16〜18Frの太いチューブを用いる．コシがあることで挿入しやすくなる．アイスマッサージで口腔内を湿潤させ，嚥下しやすくする．口角から対側の咽頭壁に向かってチューブを挿入する．「オー」と発声すると，舌根が下がり，中咽頭にチューブが進みやすくなる．「イー」と発声すると，中咽頭から下咽頭が広がり，梨状窩にチューブが誘導される．

表7　OE法・OG法の注入

- 注入速度は，はじめはゆっくりから開始して問題がなければ50mL/分程度にする．（10～15分/500mL）
  ※食道注入は，消化管の蠕動運動を活発にするため，下痢や胃食道逆流を予防でき，注入時間を早められる
- 注入は，滴下もしくは用手的に注入器で注入する方法がある
- 用手的に行う場合には，半固形状流動食も注入可能であり，OG法でも短時間の注入が可能となる
  ※ただし，チューブが長いため，半固形状流動食の粘度が高いと注入困難であり，胃内で半固形化する流動食を選択するなどの工夫が必要である
- 注入中に唾液の分泌が増加する場合は，積極的に嚥下してもらい食道蠕動を起こす

梨状窩までチューブが入ったら嚥下を促し，チューブを進める．チューブが胃まで到達したら，胃内に入ったことを確認する．このときは，発声あるいは胃内容物の吸引，気泡音の複数の方法で確認を行う．太いチューブを用いているために，誤挿入した場合には発声が困難となる．OE法では，食道第二狭窄部の少し下まで引き抜いて固定する．成人では40～45cm程度となる．

Chapter 10 の確認事項 ▶ eラーニング スライド11対応

1 OE法・OG法で用いるチューブの太さを理解する．
2 チューブ挿入手順を理解する．

Chapter 11　**OE法・OG法の注入**（表7）→（eラーニング ▶ スライド12）

　OE法の注入は，はじめはゆっくりの速度から開始し，問題なければ50mL/分程度に速めることができる．食道注入は，消化管の蠕動運動を活発にするため，下痢・胃食道逆流を予防でき，注入を速められる．用手的に行う場合には，半固形化栄養剤も注入可能であり，OG法でも短時間の注入が可能となる．ただし，チューブが長いため半固形化栄養剤の粘度が高いと注入困難であり，胃内で半固形化する栄養剤を選択するなどの工夫が必要である．注入中に唾液の分泌が増加する場合は，積極的に嚥下してもらうとよい．

Chapter 11 の確認事項 ▶ eラーニング スライド12対応

1 OE法・OG法での注入速度をはじめとする注入の要点を理解する．

 胃瘻（gastrostomy）

Chapter 12　**瘻孔の管理** →（eラーニング ▶ スライド13）

　胃瘻は，瘻孔の管理が瘻孔周囲炎やバンパー埋没症候群，ボールバルブ症候群などの予防管理に大切である（表8）．胃瘻カテーテルは，外部ストッパーと皮膚の間が1～2cmの余裕があるか（図8），チューブ式では，外部ストッパーの固定位置がずれていないか確認する．胃瘻カテーテルの回転は，バンパ

表8 瘻孔の管理

瘻孔の管理	1) 胃瘻カテーテルの固定確認 　ストッパーと皮膚の間は1～2cmの余裕がある 　チューブ式では，外部ストッパーの固定位置を確認 2) 胃瘻カテーテルを回転させる 3) 瘻孔周囲の皮膚の観察と保清 　発赤・腫脹・肉芽形成など 　シャワー浴・入浴も可能である 　➡ 瘻孔周囲炎や，バンパー埋没症候群，ボールバルブ症候群などの予防管理

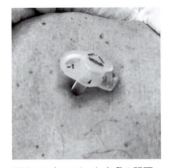

図8 ストッパーと皮膚の間隔
1～2cmの余裕があることを確認する．

表9 胃瘻カテーテル交換と管理，胃瘻の保護

胃瘻カテーテル交換と管理	1) 胃瘻カテーテルの交換時期や頻度は種類により異なる 　交換時期の目安：バンパー型で4～6か月 　　　　　　　　　バルーン型で1～2か月 2) バルーン型は，蒸留水の量を定期的に確認 　バルーン内の蒸留水は徐々に減少するので注意
胃瘻の保護	1) 腹帯や腹巻，衣類の工夫 　胃瘻カテーテルによる皮膚損傷や圧迫，事故抜去を防ぐ 2) 事故抜去した時の処置 　瘻孔は2～3時間（場合によっては短時間）で閉塞することがある 　事故抜去した場合の対処方法を医師に確認しておく

ーなどが粘膜を圧迫していないか確認するために必要である．瘻孔周囲の皮膚の観察と保清も大切である．

▶ Chapter 12の確認事項 ▶ eラーニング スライド13対応

1 瘻孔管理の目的を理解する．
2 胃瘻カテーテルに関する確認事項を理解する．
3 胃瘻カテーテルの回転，瘻孔保清の重要性を理解する．

▶ Chapter 13　**胃瘻カテーテル交換と管理**（表9）→（eラーニング▶スライド14）

　胃瘻カテーテルの交換時期や頻度は，種類によって異なる．バルーン型では，蒸留水の量を定期的に確認することが必要である．
　胃瘻カテーテルの事故抜去を防ぐよう工夫が必要である．事故抜去した場合には数時間で瘻孔が閉塞することがあるため，あらかじめ対応方法を医師と確認しておく．

▶ Chapter 13の確認事項 ▶ eラーニング スライド14対応

1 胃瘻カテーテル交換時期の目安を理解する．
2 事故抜去対応の要点を理解する．

4 経管栄養注入に共通する注意事項

Chapter 14　胃食道逆流・下痢・経管栄養剤汚染の予防 (表10, 図9)
→ (eラーニング▶スライド15)

　経管栄養注入に共通して，以下の注意が必要となる．胃食道逆流の予防として，注入中は30度以上腹部を圧迫しないように上半身を起こしておく．注入後も最低30分，できれば2時間，30度以上上半身を起こしておきたい．

　下痢の予防としては少量・低速注入が基本だが，半固形状流動食の検討も一つの選択肢である．経管栄養剤の汚染予防にはRTH (ready to hang) 製剤の活用が望まれるが，白湯を追加した場合には調整後6〜8時間以内に使用する．

Chapter 14 の確認事項 ▶ eラーニング スライド15対応

1. 経管栄養実施時はどのような姿勢をとるかを理解する．
2. 下痢予防には少量・低速注入を基本に，半固形状流動食などの選択も考慮する．
3. 経管栄養剤汚染予防の注意点を理解する．

表10　経管栄養注入に共通する注意事項

胃食道逆流の予防	・注入中と注入後の最低30分は30度以上，上半身を挙上しておく ・胃食道逆流などがある場合，2時間以上は上半身を挙上しておく
下痢の予防	・空腸投与や，浸透圧が高い栄養剤の使用，長期間腸管機能を使用していなかった場合には，少量・低速注入からの開始が推奨され，持続注入ポンプが用いられる場合もある ・半固形化栄養剤等の検討も行う
経管栄養剤の汚染予防	・RTH (ready to hang) 製剤の活用が望ましい．調整後6〜8時間以内に使用し，残った場合は冷蔵庫に保管し24時間以内に使用する

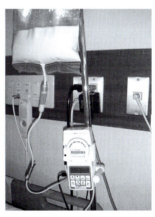

図9　持続注入ポンプ

Chapter 15　内服薬によるチューブの閉塞の予防 → (eラーニング▶スライド16)

　内服薬によるチューブの閉塞予防には，簡易懸濁法が推奨される (図10)．錠剤粉砕やカプセルを開封せずそのまま約55℃のお湯20mLに10分浸し，崩壊懸濁して投与する方法となる．8Frでも投与可能である．一部適さない薬剤もあるので，経管投与ハンドブックを参照してもらいたい．2020年診療報酬改定により，薬局では「経管投与支援料」を算定できるようになった．

Chapter 15 の確認事項 ▶ eラーニング スライド16対応

1. チューブ閉塞に対し，内服薬による予防法として簡易懸濁法が推奨されることを理解する．
2. 簡易懸濁法の手法を理解する．

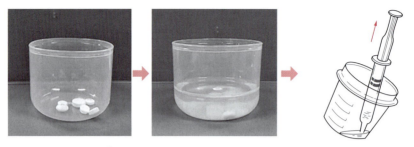

図10 内服薬によるチューブの閉塞の予防
・「簡易懸濁法」が推奨される(錠剤粉砕やカプセル開封をせず,約55℃のお湯20mLに10分浸し,崩壊懸濁して経管投与する方法)
・8Frのチューブで投与可能である
・一部,簡易懸濁法が適さない薬剤もあるため,「内服薬経管投与ハンドブック(第4版)」を参照する
・2020年診療報酬改定にて「経管投与支援料」が設けられた
※55℃の湯の作り方
　ポットの熱湯:水道水=2:1

▶Chapter 16　誤接続防止 (図11) → (eラーニング ▶スライド17)

　誤接続防止には経腸栄養専用の製品を用いる.2019年より国際規格に合わせ新規格製品が導入された.しかし,新規格への切替えが困難なケースも認められたため,旧規格製品の出荷期限は設けられず,旧規格・新規格ともに流通している.そのため,両者に対応できるよう変換コネクタの準備が望まれる.

▶ Chapter 16の確認事項 ▶eラーニング スライド17対応
1. コネクタは経腸栄養専用の製品を用いる.
2. 旧規格・新規格の両者が流通していることを理解する.

▶Chapter 17　半固形栄養経管栄養 (表11) → (eラーニング ▶スライド18)

　半固形状流動食を短時間に注入する栄養法は,胃・食道逆流や下痢等の予防に有効といわれている.適応は,正常な胃の消化管運動および消化吸収能をもつ患者で,高度の食道裂孔ヘルニアのある患者や胃切除術後の患者,腸瘻の患者は不適応とされている.有効とされている粘度・量・注入時間に留意して実施する必要がある.

▶ Chapter 17の確認事項 ▶eラーニング スライド18対応
1. 半固形栄養経管栄養の適応を理解する.
2. 推奨される1回量,注入時間を理解する.

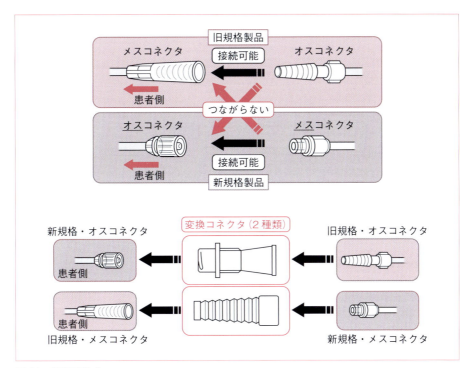

図11 誤接続防止
・誤接続防止には，経腸栄養専用の製品を用いる
・2019年12月～国際規格に合わせ，新規格製品（ISO80369-3）が導入された
・新規格への切替えが困難なケースも認められたため，経腸栄養分野の旧規格製品の出荷は継続されている
・旧規格製品と新規格製品の接続には，変換コネクタが必要
（医薬品医療機器総合機構，2022.[15]）より作成）

表11 半固形栄養経管栄養
・胃食道逆流や下痢の予防等を目的に，半固形状流動食を注入する栄養法である
・正常な胃の機能を持ち，正常な消化管運動および消化吸収能をもつ患者が適応となる
・胃食道逆流の軽減，胃瘻周囲からの栄養剤の漏れに対する対策には十分な硬さ・粘度が必要で「重力に抗して形態が保たれる硬さ」もしくは「粘度が20,000 mPa・s以上である」こととされている
・胃の適応性弛緩が得られるような量と注入時間が必要で，1回量300～600 mLを短時間の5～15分で注入することが推奨されている
・半固形状流動食は，加圧バッグなどを用いて注入できる

文 献

1) 佐藤敦子：経鼻栄養チューブによる経腸栄養，経鼻栄養チューブの種類．東口高志編，NST完全ガイド—栄養療法の基礎と実践．照林社，東京，98-100，2009．
2) 東郷美香子：経管栄養．川島みどり監修，基礎看護技術ガイド．照林社，東京，139-146，2007．
3) 大野　綾，藤島一郎，大野友久，他：経管栄養チューブが嚥下障害患者の嚥下に与える影響．日摂食嚥下リハ会誌，10(2)：125-134，2006．
4) 藤島一郎監修：嚥下障害ビデオシリーズ　7．医歯薬出版，東京，2001．
5) 藤森まり子，大野　稜，藤島一郎：経鼻経管栄養法における新しい胃チューブ挿入技術としての頸部回旋法．日本看護技術学会誌，4(2)：14-21，2005．

6) 日本医療安全調査機構：栄養剤投与目的に行われた胃管挿入に係る死亡事例の分析．医療事故の再発防止に向けた提言（第6号），2008.

7) National Patient Safety Agency. NPSA issues new safety advice to NHS on reducing the harm caused by misplaced nasogastric feeding tubes, 2005.（http://www.npsa.nhs.uk/）

8) 医薬品医療機器総合機構：経鼻栄養チューブ取扱い時の注意について．PMDA医療安全情報 No.42，2014.

9) 藤島一郎，谷口 洋：脳卒中の摂食嚥下障害．第3版，医歯薬出版，東京，220-223，2017.

10) 合田文則：胃瘻からの半固形短時間摂取法ガイドブック　胃瘻患者のQOL向上をめざして．医歯薬出版，東京，9-45，2006.

11) 日本静脈経腸栄養学会：静脈経腸栄養ガイドライン第3版．照林社，東京，50-60，2014.

12) 倉田なおみ著，藤島一郎監修：経管投与ハンドブック―投与可能薬品一覧表―第4版．じほう，東京，2020.

13) 医薬品医療機器総合機構：胃瘻チューブ取扱い時のリスク．PMDA　医療安全情報 No.43，2014.

14) 日本臨床栄養代謝学会：日本静脈経腸栄養学会静脈経腸栄養テキストブック．南江堂，東京，240-248，2021.

15) Kunieda K, Kurata N, Yoshimatsu Y, Ohno T, Shigematsu T, Fujishima I：A Safe Way to Administer Drugs Through a Nutrition Tube-The Simple Suspension Method. Dysphagia, 37（2）：318-322, 2022. doi：10.1007/s00455-021-10280-w.Epub 2021 Mar 14.

16) 医薬品医療機器総合機構：誤接続防止コネクタの導入について（経腸栄養分野）．PMDA医療安全情報 No.58，2022.

17) 厚生労働省：経腸栄養分野の小口径コネクタ製品の切替えに係る方針の一部見直しについて．2022.5.20.

§24

食物形態の調整

第5分野
摂食嚥下障害患者の栄養
24─食物形態の調整

73 食物物性・形態（食物形態の調整）

Lecturer ▶ 高橋智子

元神奈川工科大学健康医療科学部教授

学習目標
Learning Goals

- 食物の形態別物性とその測定方法がわかる
- 食物の形態と物性を変化させる要因がわかる

▶ Chapter 1 **はじめに**[1] → (eラーニング ▶ スライド1)

　食物物性は，食物の形態と密接に関連している．本章では食物の形態と物性の関連性について学ぶ．

　はじめに，食物の物性を評価する方法を形態別に解説し，それぞれの形態に対応する食物の例を示す．続いて，食物はさまざまな要因で形態と物性が変化するので，その要因について解説する．

▶ Chapter 2 **食物の物性と形態の関連性**[1] → (eラーニング ▶ スライド2)

　食物の物性と形態の関連性を見出すために，用語の定義を明確にする必要がある（**表1**）．

　食物の物性とは，摂食嚥下リハビリテーション学会認定士に関連する場合には，力学的性質に限定してよいであろう．

　食物の形態とは，食物の外観および内部構造の状態を表す用語である．また，食物の物性はその形態に影響されるので，食物の物性と形態の関連性を考察する際には「テクスチャー（texture）」という用語で表現することが多い．

表1　食物の物性と形態の関連性（用語の定義）（大越，2020.[1]を改変）

用語	定義	例
食物の物性	食物の物理的な性質を表す用語である．摂食嚥下リハビリテーション学会認定士に関連する食物の分野では，力学的な性質に限定してよい．	テクスチャー特性，粘度（粘性率）など
食物の形態	食物の外観および内部構造の状態を表す用語である．	ゾル状，ゲル状，組織状，多孔質状など
食物のテクスチャー	硬い，軟らかいなど人間の感覚によって評価されるもの（食感）．食物の物性はその食物の形態に影響されるので，食物の物性と形態を合わせて考える（関連性）ときには「テクスチャー（texture）」という用語で表現することが多い．	

▶ 72

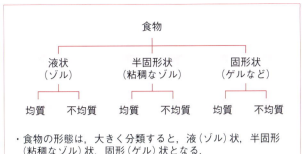

図1 食物を形態から分類する(大越, 2020. [1])

> ▶ Chapter 2の確認事項 ▶ eラーニング スライド2対応
>
> 1 「食物の物性」の定義を理解する.
> 2 「食物の形態」の定義を理解する.
> 3 「食物のテクスチャー」の定義を理解する.

▶ Chapter 3　食物を形態から分類する[1] → (eラーニング ▶ スライド3)

　食物はさまざまな形態をもち，それに応じた物性がある．食物の形態は，図1に示すように，三つに分類される．さらに，それぞれ均質な状態と不均質な状態に分けられる．

> ▶ Chapter 3の確認事項 ▶ eラーニング スライド3対応
>
> 1 食物の三つの形態を理解する.
> 2 三つの形態が，さらに均質・不均質という状態に分けられることを理解する.

▶ Chapter 4　液状食物の物性を評価する方法 ① → (eラーニング ▶ スライド4)

　液状食物の物性を評価するため，形態別に適した物性の測定方法について図2に示した．液状食物は分散状態から分類すると，均質な形態のものから不均質な形態のものまでさまざまである．それぞれの形態に対応する測定方法を分類し，併せて示してある．動的粘弾性の測定についてはレオロジー的要素の説明が必要となるので，以後触れていない．

　各形態に対応する食物の例も図2下に示した．水のように溶液状態の均質なものから，とろみを付けた液状食物，さらには，粒入りのコーンスープのように液体に固体が分散した形態のものまである．

> ▶ Chapter 4の確認事項 ▶ eラーニング スライド4対応
>
> 1 食物の物性評価の方法を理解する.

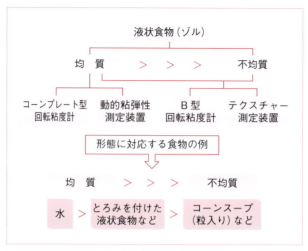

図2 液状食物の物性を評価する方法(形態別)
(大越, 2020.[1]を改変)

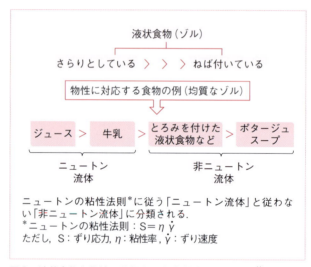

図3 液状食物を物性で分類する方法(大越, 2020.[1]を改変)

> Chapter 5　**食物形態を物性で分類する(液状食物)** → (eラーニング▶スライド5)

　液状食物を物性から分類するときには，粘度で表現するとわかりやすい．たとえば，図3中の「さらりとしている」「ねば付いている」は，状態を表現する用語である．均質なゾルの例として，ニュートンの粘性法則(図3中＊)に従う水や牛乳(ニュートン流体)から，とろみ調整剤によりとろみを付けた液状食物やポタージュ(非ニュートン流体)などがある．粘度の単位は $1\,\mathrm{Pa\cdot s}\,(=1\times10^{3}\,\mathrm{mPa\cdot s})$ である．

▶ Chapter 5の確認事項 ▶ eラーニング スライド5対応

1. 液状食物を物性から分類するときは，粘度を用いて分けると理解しやすい．
2. ニュートン流体と非ニュートン流体の区分けを理解する．

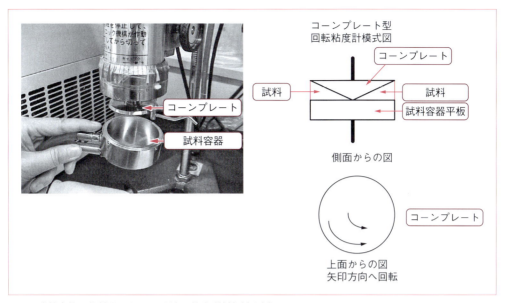

図4 液状食物の物性を評価する方法 粘度（粘性率）測定
コーンプレート型回転粘度計
(日本摂食嚥下リハビリテーション学会嚥下調整食分類2021 とろみ測定方法)

Chapter 6　液状食物の物性を評価する方法 ② → (eラーニング ▶ スライド6)

　均質の液状食物の物性を評価する測定方法として，ここではコーンプレート型回転粘度計による粘度（粘性率）の測定方法を示した．図4左はコーンプレート型回転粘度計の概要である．右上は側面から，右下は上面からの測定モデルである．回転するコーンプレートと試料容器の平板との間は測定試料により満たされる．コーンプレートは矢印方向に回転し，回転時の液体の流れに対する抵抗を粘度（粘性率）として数値化する．

▶ Chapter 6の確認事項 ▶ eラーニング スライド6対応

1. 液状食物の物性測定法として，コーンプレート型回転粘度計による粘性率測定があることを理解する．

Chapter 7　コーンプレート型回転粘度計におけるずり速度とは
→ (eラーニング ▶ スライド7)

　学会分類2021に，とろみの粘度測定方法として「コーンプレート型回転粘度計（E型回転粘度計）を用い，1分かけてずり速度$50s^{-1}$にし，その回転を維持して1分後の値である」とある．そこで，このChapterではずり速度について説明する．ずり速度はコーンプレートの回転速度を試料の高さ（厚み）で割ったものであり，(s^{-1})で示される．図5の側面からの図と上面からの図より，コーンプレートの外周付近のずり速度と中心付近のずり速度は一定であることがわかる．また，コーンプレートの回転速度を変えることで，ずり速度を変えての測定が可能である．

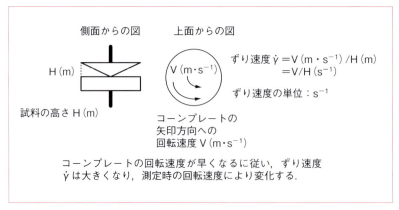

図5　コーンプレート型回転粘度計におけるずり速度とは

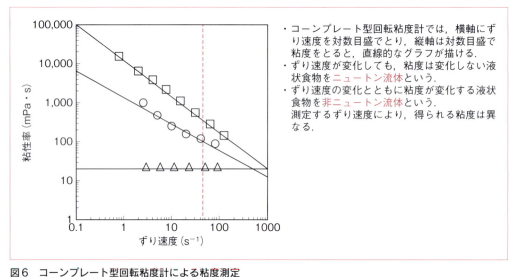

図6　コーンプレート型回転粘度計による粘度測定
ずり速度と粘度（粘性率）の関係（ニュートン流体，非ニュートン流体）

Chapter 7 の確認事項 ▶ eラーニング スライド7対応

1. ずり速度の定義を理解する．

▶ Chapter 8　ずり速度と粘度（粘性率）の関係 → (eラーニング ▶ スライド8)

　ずり速度を変えて粘度（粘性率）を測定した結果を図6に示した．ずり速度を変えて測定することで粘度が変化する液状食物を非ニュートン流体といい，ずり速度を変えて測定しても粘度が変化しない液状食物をニュートン流体という．学会分類におけるとろみの測定方法として，ずり速度$50\,s^{-1}$（赤破線）のとろみ溶液の粘度を測定値としている．非ニュートン流体であるとろみ溶液の粘度を比較する場合，ずり速度$50\,s^{-1}$における測定値により比較する．

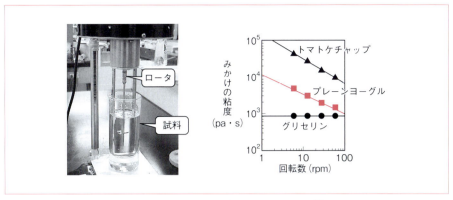

図7　食物の物性を評価する方法（粘度測定）（写真：大越，2020.[1)]）
均質および不均質な液状食物物性を評価するB型回転粘度計（写真）を用いる（簡便な方法である）．
ロータの回転数が4段階に変えられるモデルでは，横軸に回転数を対数目盛でとり，縦軸は対数目盛で粘度（粘性率）をとると，直線的なグラフが描ける．
回転数に対して粘度が変化しない液状食物をニュートン流体，回転数の変化とともに粘度が変化する液状食物を非ニュートン流体をいう．

> **Chapter 8の確認事項** ▶ eラーニング スライド8対応
> 1 ニュートン流体，非ニュートン流体の定義を理解する．

Chapter 9　食物の物性を評価する方法（粘度測定） → (eラーニング ▶ スライド9)

図7のB型回転粘度計は試料をビーカーに入れ，ロータを回転させて，ロータに伝わる試料の流れに対する抵抗をトルクとして計測する．ロータの回転数は，4段階に変速できるモデルがよく用いられている．この粘度計は，不均質な液体の測定も可能なので，利便性のある機器といえるが，コーンプレート型回転粘度計とは異なり，ロータの回転がずり速度ではなく，回転数で示される．

> **Chapter 9の確認事項** ▶ eラーニング スライド9対応
> 1 粘度の測定法を理解する．

Chapter 10　半固形状食物を機器測定により評価する方法
→ (eラーニング ▶ スライド10)

半固形状食物の物性を評価するため，形態別に適した物性の測定方法について図8に示した．半固形状食物も分散状態から分類すると，均質な形態のものから不均質な形態のものまでさまざまである．それぞれの形態に対応する測定方法を分類し，図内に併せて示した．参考のため，各形態に対応する食物の例を図下部に示した．マヨネーズのように均質なエマルション状態のもの，マッシュポテトのほか，米がゆは重湯に米粒が分散した状態であり，液体に固体が分散した形態のといえる．半固形状食物を物性から分類するときには，「軟らかい」，「硬い」というテクスチャー用語で表現するとわかりやすい．

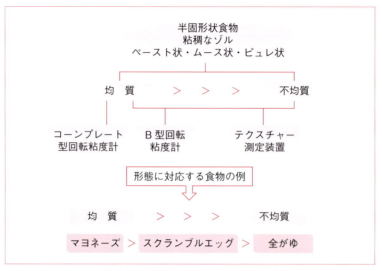

図8　半固形状食物の物性を評価する方法（大越，2020. [1)]を改変）

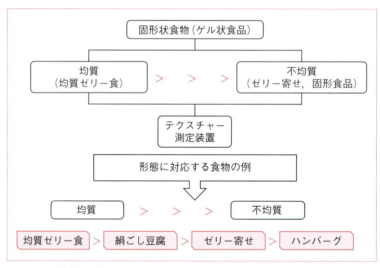

図9　固形状食物を機器測定により評価する方法

Chapter 10の確認事項 ▶ eラーニング スライド10対応

1 半固形状食物の，形態別の物性測定方法を理解する．

Chapter 11　固形状食物を機器測定により評価する方法
→（eラーニング▶スライド11）

　固形状食物の物性を評価するため，形態別に適した物性の測定方法について図9に示した．固形状食物も均質な形態のものから不均質な形態のものまで，さまざまである．均質，不均質ともにテクスチャー特性測定により物性を測定できる．参考のため，各形態に対応する食物の例を下に示した．均質な固形状食物として，均質なゼリー食，絹ごし豆腐，不均質な固形状食物としてゼリー寄せ，ハンバーグをあげた．

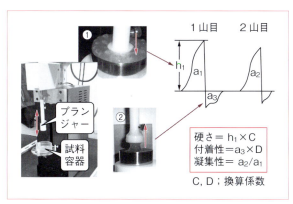

図10 食物の物性を評価する方法（テクスチャー特性の測定）
（大越，2020.[1]）

> Chapter 11の確認事項 ▶ eラーニング スライド11対応

1 固形状食物の，形態別の物性測定方法を理解する．

Chapter 12　食物の物性を評価する方法（テクスチャー特性の測定）[1]
→（eラーニング▶スライド12）

　テクスチャー特性の測定には，図10に示したような装置を用いることが多い．プランジャーをセットし，試料容器に厚さ15mmに試料を充填して定速圧縮を2回行う．右に記録曲線のモデルを示した．図中の①で示した写真はプランジャーが最下点の状態を示したもので，1山目の最大値（h_1）を示す位置であり，「硬さ」（単位はN/m^2）を表している．また，②の写真は，圧縮から転じてプランジャーが上に引き上げられた状態を示しているので，矢印で示すように，マイナス方向の力が働き，a_3で示す面積，すなわち仕事量が「付着性」（単位はJ/m^3）として算出できる．CおよびDは硬さと付着性の換算係数であり，機器固有の値である．「凝集性」（無単位）は2山目の面積であるa_2を1山目の面積a_1で除して算出する．「硬さ」は食品の硬さ，「付着性」は粘り，「凝集性」は食品内部の結合力，または構造の復元性を表している．

> Chapter 12の確認事項 ▶ eラーニング スライド12対応

1 テクスチャー特性の測定方法を理解する．

Chapter 13　食物の形態と物性を変化させる要因（その1）テクスチャー測定条件[2] →（eラーニング▶スライド13）

　消費者庁より出されている特別用途食品「えん下困難者用食品」許可基準のテクスチャー特性の試験方法を例にとり，テクスチャー特性測定条件について説明する（表2）．圧縮速度とはプランジャーの上下速度，クリアランスとはプランジャーの最下点と試料容器の底との隙間距離を示す．加えて，測定品温についても示してある．

表2　テクスチャー特性測定条件

消費者庁：特別用途食品「えん下困難者用食品」の許可基準および試験方法を例として
試料容器：直径40mm，高さ15mm
機　　器：直線運動により物質の圧縮応力を測定することが可能な装置
治　　具：直径20mm，高さ8mm樹脂性のプランジャー
測定条件：圧縮速度10mm/sec，クリアランス5mmで2回圧縮
　　　　　冷たくして食するまたは常温で食する食品は10±2℃および20±2℃，
　　　　　温かくして食する食品は20±2℃および45±2℃で行う．

規格[※1]	許可基準Ⅰ[※2]	許可基準Ⅱ[※3]	許可基準Ⅲ[※4]
硬さ（N/m²）	$2.5 \times 10^3 \sim 1 \times 10^4$	$1 \times 10^3 \sim 1.5 \times 10^4$	$3 \times 10^2 \sim 2 \times 10^4$
付着性（J/m³）	4×10^2以下	1×10^3以下	1.5×10^3以下
凝集性	0.2〜0.6	0.2〜0.9	—

[※1] 常温および喫食の目安となる温度のいずれの条件であっても規格基準の範囲内であること
[※2] 均質なもの（たとえば，ゼリー状の食品）
[※3] 均質なもの（たとえば，ゼリー状の食品またはムース状の食品）．ただし，許可基準Ⅰを満たすものを除く．
[※4] 不均質なものも含む（たとえば，まとまりのよいおかゆ，軟らかいペースト状またはゼリー寄せ等の食品）．
ただし許可基準Ⅰまたは許可基準Ⅱを満たすものを除く．

Chapter 13 の確認事項 ▶eラーニング スライド13対応

1 テクスチャー特性測定方法にどのようなものがあるのかを理解する．

Chapter 14　圧縮速度・クリアランスの硬さへの影響[3] → （eラーニング ▶スライド14）

　テクスチャー特性測定条件の圧縮速度とクリアランスを変えて，硬さを測定した結果を**図11**に示した．クリアランスについては，横軸に圧縮割合（試料の高さに対するプランジャーの下降距離の割合）で示したため，図中に示したクリアランスの距離を参考にして確認してもらいたい．測定条件の圧縮速度，クリアランスを変えて測定することにより，得られる硬さが異なることがわかる．

Chapter 14 の確認事項 ▶eラーニング スライド14対応

1 圧縮速度・クリアランスと硬さの相関を理解する．

Chapter 15　測定時食品温のテクスチャー特性への影響[4]
→ （eラーニング ▶スライド15）

　測定条件の食品の品温のテクスチャー特性に与える影響を**図12**に示した．これは米がゆの測定結果であるが，温かくして食べる食品として20℃と45℃で測定した．このようにテクスチャー特性は，食品の温度によっても測定値は異なる．

Chapter 15 の確認事項 ▶eラーニング スライド15対応

1 測定時食品温とテクスチャー特性の関係を理解する．

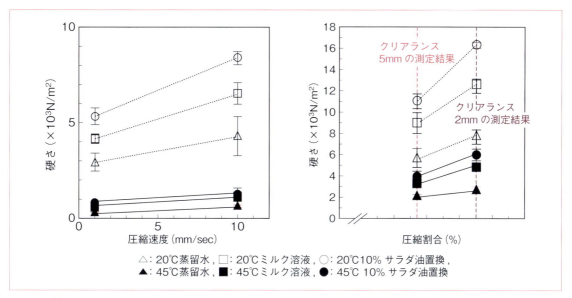

図11　測定条件：圧縮速度・クリアランスの硬さへの影響
（パンがゆを試料とした場合の測定結果）

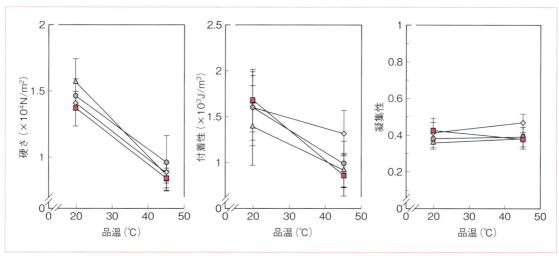

図12　測定時食品温のテクスチャー特性への影響
（調整条件が異なる米がゆを試料とした場合の測定結果）

Chapter 16　食物の形態と物性を変化させる要因（その2）

→（eラーニング ▶ スライド16）

　均質な液状食物は，唾液が一部混合され，そのまま嚥下される．また，不均質な液状食物は唾液が混合され，不均質な液状の食塊に変化する．半固形状食物も咀嚼（舌と硬口蓋など）によって唾液と混合され，不均質な半固形状の食塊に変化する．固形状食物は咀嚼しながら唾液と混合され，食物形態は不均質な半固形状の食塊に変化する．（図13）．

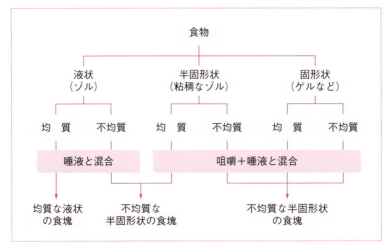

図13 食物の形態と物性は摂食する(食べる)ことで変化する

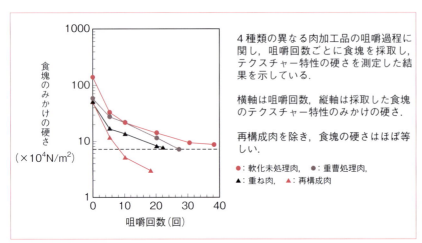

図14 食物の摂食過程の物性変化を把握する実験例

> ▶ Chapter 16 の確認事項 ▶ eラーニング スライド 16 対応
>
> 1 摂食時において,唾液が食物の形態と物性を変化させることを理解する.

▶ Chapter 17　食物の摂食過程の物性変化を把握する[1,4] → (eラーニング ▶ スライド 17)

　固形状食物の咀嚼過程の物性変化を把握した事例を図14に示した.豚ロース肉の「軟化未処理肉」,重曹処理により軟化させた「重曹処理肉」,薄切り肉を重ねた「重ね肉」,ミンチした肉をデンプンで結合させた「再構成肉」について,飲み込む直前の食塊の硬さを測定したところ,ほぼ等しい硬さになった.ヒトは咀嚼により飲み込みやすい状態に物性を調整していることが明らかになった.

> ▶ Chapter 17 の確認事項 ▶ eラーニング スライド 17 対応
>
> 1 食物物性に対する咀嚼の影響を理解する.

▶82

文　献

1) 大越ひろ：食物物性・形態．日本摂食嚥下リハビリテーション学会編集，第5分野　摂食嚥下障害患者の栄養．医歯薬出版，東京，64-73，2022.

2) 消費者庁：特別用途食品の表示許可について．https://www.caa.go.jp/policies/policy/food_labeling/health_promotion/pdf/food_labeling_cms206_200602_03.pdf

3) 高橋智子，河村彩乃，大越ひろ：とろみを付加したゲル状パン粥の物理的特性と食べやすさの検討．調理科学，48(5)：342-350，2015.

4) 高橋智子，大越ひろ：加熱人参を具材として含む米粥の力学的特性と口腔感覚の関係．日摂食嚥下リハ会誌，21(3)：181-190，2017.

5) 高橋智子，中川令恵，道脇幸博，他：食べ易い食肉のテクスチャー特性と咀嚼運動．家政誌，55，3-12，2004.

第5分野
摂食嚥下障害患者の栄養
24─食物形態の調整

74

増粘食品の使用方法

Lecturer ▶ **三鬼達人**

藤田医科大学ばんたね病院看護部長，
摂食・嚥下障害看護認定看護師

学習目標 *Learning Goals*

- 増粘食品の特徴，種類，使用方法がわかる
- ゲル化剤の種類，各種特徴，使用方法がわかる
- 増粘食品を用いた経腸栄養剤の半固形化法がわかる

▶ Chapter 1　はじめに → （eラーニング ▶ スライド1）

　増粘食品とは，液体などにとろみを付け，飲み込みやすい物性に変化させることができる食品の総称で，「とろみ調整食品」と呼ばれることもある．一方，液体をゼリー状に固めるものをゲル化剤という．ここでは，増粘食品とゲル化剤の特徴，種類，また増粘食品を利用した経腸栄養剤の半固形化法について解説する．

　なお，増粘食品は一般に「増粘剤」と呼ばれるが，「剤」は薬剤の意味を表し，食品に添加するものの呼称として誤解を招く恐れがあるため，本章では「増粘食品」と呼ぶことにする．

▶ Chapter 2　増粘食品の特徴，種類，使用方法 → （eラーニング ▶ スライド2）

　増粘食品は，水分などの飲み込みにくい食品に添加することにより，食物の食塊形成や口腔から食道入口部通過までの流動性を調節する働きがあり，温かいものから冷たいものまで温度に関係なくとろみを付けることができる食品である．増粘食品は，使用原料から大きく分けて「デンプン系」「グアーガム系」「キサンタンガム系」に大別される．

▶ Chapter 2 の確認事項 ▶ eラーニング スライド2対応

1. 増粘食品の定義，使用方法を理解する．
2. 増粘食品の種類がわかる．

▶ Chapter 3　増粘食品の分類と特徴 → （eラーニング ▶ スライド3）

　各種増粘食品の一般的な特徴を**表1**に記載した[1]．現在の増粘食品の主流はキサンタンガム系を使用したものが多い．なお，商品の原材料としては各メーカーともに増粘多糖類と表記していることが多い．したがって，原材料名をみただけではその商品が何系の原料を使用しているかはわかりにくいのが現状である．

▶ **84**

表1 増粘食品の分類と特徴（大越，2005.[1]を一部改変）

分類	特徴
デンプン系	すばやく粘度が付くが，グアーガム系，キサンタンガム系に比べて添加量が多く必要である．飲み物の種類を問わず安定した粘度が得られる．
グアーガム系	少ない添加量で粘度が付くが，安定した粘度が得られるまでに時間を要する．原材料由来のにおいがある．
キサンタンガム系	無色，無臭でべたつき感が少なく経時的な変化が少ない．したがって，透明な水分などにとろみを付けるのに適している． 従来は，牛乳や濃厚流動食などに対して粘度が付きにくいとされてきたが，現在は，商品によっては各メーカーで改良がなされている．現在の増粘食品の主流となっている．

Chapter 3の確認事項 ▶ eラーニング スライド3対応

1 各種増粘食品の種類，特徴がわかる．

Chapter 4 　**増粘食品の使用方法** → (eラーニング ▶ スライド4, 5)

　増粘食品の使用方法について，主流であるキサンタンガム系のものを例に説明する．増粘食品を使用する際は，「ダマ」にならないように添加する必要がある．以下に要点を掲げる．

1）攪拌方法と注意点（図1）

　必ずマドラー（まぜ棒）などで攪拌（かきまぜ）しながら，「ダマ」にならないようパウダーをまぶすように添加する．

　近年の増粘食品では分散性や溶解性が強化されダマになりにくくなっているが，一般的にキサンタンガム系では，温度が高い食品では溶けやすい反面，ダマになりやすいので注意を要する．

2）添加量について

　嚥下に適した粘度は，対象者の嚥下機能によって異なるので，一概に適切な粘度を設定することは困難である．一般に，とろみが強いほうが誤嚥しにくいが，とろみを付けすぎると粘性が増し，口腔や咽頭粘膜に付着し嚥下しにくくなるので注意が必要である．各食品に対する粘度や添加量は，メーカーから目安が出されているので，参照してほしい．

Chapter 4の確認事項 ▶ eラーニング スライド4, 5対応

1 各種増粘食品の使用方法がわかる．

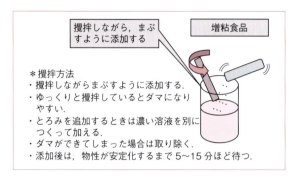

*攪拌方法
・攪拌しながらまぶすように添加する．
・ゆっくりと攪拌しているとダマになりやすい．
・とろみを追加するときは濃い溶液を別につくって加える．
・ダマができてしまった場合は取り除く．
・添加後は，物性が安定化するまで5～15分ほど待つ．

図1　増粘食品の使用時注意点

表2　増粘食品のおもな種類と特徴

主原料	商品名	メーカー名	使用量の目安（水100 mLに対して）		
			低粘度	中粘度	高粘度
デンプン系	ムースアップ	フードケア		6.0～7.0g	8.0～10.0g
	トロメリン顆粒	ニュートリー	2.4g	4.7g	7.1g
増粘多糖類 グアーガム系	ハイトロミール	フードケア	1.5g	2.2g	2.7g
	トロミアップA	日清オイリオグループ	0.5～1.0g	1.0～2.0g	2.0～3.5g
	スルーソフトQ	キッセイ薬品工業	1.0g	1.5g	2.5g
増粘多糖類 キサンタンガム系	ネオハイトロミールⅢ	フードケア	0.5g	1.0g	2.0g
	ソフティアS	ニュートリー	1.0g	2.0g	3.0g
	トロミパワースマイル	ヘルシーフード	0.5g	1.2g	2.0g
	スルーキングⅠ	キッセイ薬品工業	1.0g	1.5g	2.5g
	つるりんこ	クリニコ	1.0g	2.0g	3.0g
	トロメイクSP	明治	1.0g	2.0g	3.0g
	トロミアップパーフェクト	日清オイリオグループ	0.75g	1.5g	2.0g

※目安量は各社ホームページを参照して記載

▶ Chapter 5　**学会分類2021（とろみ）** → （eラーニング ▶ スライド6, 7）

　日本摂食嚥下リハビリテーション学会では，学会分類2021（とろみ）において嚥下障害患者のためのとろみ付き液体を「薄いとろみ」「中間のとろみ」「濃いとろみ」の3段階に分類している（詳細はp.93「75 嚥下調整食」参照）．

▶ Chapter 6　**増粘食品のおもな種類と特徴**（表2）→ （eラーニング ▶ スライド8）

　増粘食品の数は数十種類にも及び，そのなかから対象の嚥下機能に適した商品を選び出すのは困難である．また，食材によっても各商品間で使用量が大きく変わるため，各商品の特徴を理解し選択する必要がある．実際に使用するときは，対象の嚥下機能に合わせていつも決まった量を添加し，必要最低限の添加量にするよう気を付ける必要がある．

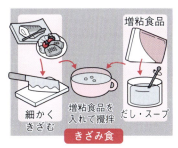
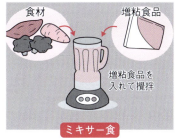

図2 きざみ食・ミキサー食に使用する場合
・きざみ食は，口腔内で食塊形成が起こりにくい食材である．
・増粘食品は，きざみ食に添加することにより，飲み込みやすい物質に変化させることができる．
・肉や魚等の水分量が少ない食材の場合は，パサツキを防ぐために食材とは別に「だし」・「スープ」等でとろみをつくり，きざみ食と混ぜ合わせる．
・ミキサー食も同様に，別に「だし」・「スープ」等でとろみをつくり，食材と一緒にミキサーにかける．

(ケアフーズプラザアールエス，ホームページより作成)

▶ Chapter 7　とろみが付きにくい飲料への対応 → (eラーニング ▶ スライド9)

　水やお茶と比べて，とろみが付きにくく，安定するまでの時間を要する飲料には，牛乳，乳酸菌飲料，果汁飲料，みそ汁，栄養補給飲料などがある．メーカーによっては，とろみが付きにくい飲料水専用のとろみ調整食品が販売されているが，この場合，水やお茶用のとろみ調整食品と，とろみが付きにくい飲料専用のとろみ調整食品の2種類以上を準備する必要がある．

　とろみが付きにくい飲料への工夫としては，「2度まぜ法」がある．とろみが付きにくい場合に，とろみ調整食品を追加するのではなく，時間をおいて混ぜることで(10分程度)，とろみ調整食品が水分をしっかりと抱き込み，とろみが付く場合もある．

▶ Chapter 7の確認事項 ▶ eラーニング スライド9対応

1 どのような飲料がとろみが付きにくいのか理解する．
2 2度混ぜ法の概念を理解する．

▶ Chapter 8　きざみ食・ミキサー食に使用する場合 (図2) → (eラーニング ▶ スライド10)

　きざみ食に使用する際は，だしやスープを上手に利用し，あん風に仕上げることがポイントである．ミキサー食に使用する際は，食材と一緒にミキサーにかけるのが基本である．

▶ Chapter 8の確認事項 ▶ eラーニング スライド10対応

1 増粘食品をきざみ食・ミキサー食に使用する場合の注意点を理解する．

▶ Chapter 9　ゲル化剤の種類，各種特徴，使用方法

→（eラーニング ▶ スライド11〜13）

　ゲル化剤[3]は，液体成分を固める性質をもち，ゼリーやプリンなどに使用される．少ない添加量で液体を固めることができ，使用量を調整することによって，軟らかな食感から，こんにゃくのような弾力性のある硬さまで調節できる．ゲル化剤の種類には，寒天（テングサ），ゼラチン（動物の皮や骨），カラギーナン，ペクチンなどがあるが，これらのゲル化剤はそれぞれ違った性質をもっており，用途に応じて使い分ける必要がある．一般的に，ゼリー食は摂食嚥下障害に適しているといわれているが，使用されるゲル化剤が異なれば，食感や物性が変わることに注意が必要である．近年では，温かいゼリー食をつくるためのゲル化剤も商品として出されている．

1）寒　天 →（eラーニング ▶ スライド11）

　寒天は，テングサ（天草），オゴノリなどの紅藻類の粘液質を凍結・乾燥したものである．種類は，粉末，固形，フレークがある．寒天ゼリーをつくる際は，一般的に沸騰させて溶解させる．寒天の凝固温度は30〜40℃で，室温で容易に固めることができる．融解温度は70〜85℃で，室温で溶け出すことがない．冷蔵庫で固める必要がないので，取り扱いやすい食品となる．

　しかし，寒天は凝集性が強く，口腔内で溶けず咽頭通過時に変形性がないため，注意障害，ペーシング障害など，先行期に問題のある患者，食塊形成能力など口腔機能に問題がある患者，嚥下反射惹起遅延，喉頭挙上不全など咽頭期に問題がある患者では，窒息などの事故につながる可能性があり，注意が必要である．

2）ゼラチン →（eラーニング ▶ スライド12）

　ゼラチンは，牛または豚などの骨・皮などに含まれる硬タンパク質のコラーゲンを，水とともに加熱して分解し抽出したものである．

　ゼラチンゼリーをつくるときは水を加えて加熱するが，60℃前後でよく溶ける．凝固温度は10〜20℃で，冷蔵庫，氷水中で固める必要がある．融解温度は20〜30℃で，口腔内に取り込んだときに体温で表面が溶け滑りがよくなり，喉越しのよい食物に仕上げることができる．一方，認知症などにより先行期に問題がある障害者では，ゼリーを口腔内へ溜め込むことにより物性が水分に変化してしまうので，注意が必要である．

　また，室温で容易に溶けてしまうので，温度管理には十分な配慮が必要となる．近年では，冷水でも溶けるゼラチンが開発され，冷たい飲料水でもゼリーがつくれるようになっている．

　なお，訓練開始食としてのゼラチンゼリーの濃度は，1.6％が適しているといわれる．

3）カラギーナン →（eラーニング ▶ スライド13）

　カラギーナンは，寒天同様に紅藻から抽出されたゲル化剤であり，摂食嚥下障害患者用のゲル化剤の原料として最も使用されるゲル化剤である．溶解温度は70℃前後，凝固温度は40〜45℃，融解温度は60〜65℃である．常温で簡単に固まり，溶け出さない安定性がある．ゼラチンのような食感と寒天の扱いやすさの両方を併せもつ．寒天と違い，無味無臭で素材の風味を邪魔せず，非常に軟らかく軽い弾力をもつ．

▶ 88

4）ペクチン → （eラーニング▶スライド13）

ペクチンは，柑橘類やリンゴの果皮などに多く含まれており，水で抽出して得られる．一般には，マーマレードやジャムなどをつくるときに使用されるゲル化剤である．近年では経腸栄養剤の半固形化法にも使用されているが，嚥下障害患者には使用されないため詳細は省略する．

▶ **Chapter 9 の確認事項** ▶**eラーニング スライド11〜13対応**

1. ゲル化剤の特徴を理解する．
2. 寒天の特徴，使用時の注意点を理解する．
3. ゼラチンの特徴，使用時の注意点を理解する．
4. カラギーナンの特徴，使用時の注意点を理解する．

Chapter 10　**各種ゲル化剤の比較** → （eラーニング▶スライド14〜16）

表3，4に，各種ゲル化剤の比較とゲル化剤の商品名とメーカー名を提示した．近年では，耐熱性のゲル化剤や酵素入りゲル化剤が発売されている．また，非加熱ゲル化剤など加熱冷却の不要なものも普及してきている．

Chapter 11　**増粘食品を用いた経腸栄養剤の半固形化法**
→ （eラーニング▶スライド17）

1）半固形化法とは

半固形化法とは，経管栄養による栄養管理中で液体の経腸栄養剤を使用している場合に，合併症として起こる下痢や胃食道逆流を予防するために実施する経腸栄養法である．

胃食道逆流を予防する至適粘度は，20,000mPa・sといわれている[3]．キサンタンガム系のネオハイトロミールⅢ（フードケア）は，経腸栄養剤に約1%添加することにより，胃内環境で胃食道逆流を予防する20,000mPa・sと同等の粘度が得ることができる．また，注入時に液状であることから，8Fr経鼻胃経管栄養チューブからでも注入することができる．

半固形化栄養法は，下痢や胃食道逆流を予防できるだけでなく，注入時間の短縮化により，ベッド上安静時間が減少し褥瘡予防に有効で，かつ十分なリハビリテーション時間の確保ができるなど，患者のQOL向上も図れる方法である．

2）半固形化法の種類

半固形化法には，胃瘻から行う方法と経鼻胃経管栄養チューブから行う方法があるが，ここでは細い径の経鼻胃経管栄養チューブからでも注入できる増粘食品を利用した半固形化法について解説する．増粘食品を用いた半固形化法は，胃内環境において経腸栄養剤と胃酸，増粘食品を反応させ，半固形化する方法である．

▶89

表3 各種ゲル化剤の比較

	寒天	ゼラチン	カラギーナン
原料	紅藻類 テングサ，オゴノリ	コラーゲン （動物の骨や皮）	紅藻類 ツノマタ・スギノリ
溶解	80℃以上 一般的に沸騰させて溶解する．	60℃前後 沸騰させると性質に変化が生じる．	80℃以上 一般的に沸騰させて溶解する．
凝固	30～40℃ 室温で固めることができる．	10～20℃ 冷蔵庫・氷水中で固める必要がある．	40～45℃ 室温で固めることができる．
融解	70～85℃ 体温では溶けない．	20～30℃ 体温で溶ける．	60～65℃ 体温では溶けない．
特徴	凝集性が強く口腔内で溶けない． 嚥下補助食としては窒息のリスクが高まるため注意が必要．	口腔内で溶け，喉越しがよい． 室温でも容易に溶けるため温度管理が必要．	ゼラチンのような食感と寒天の扱いやすさの両方を併せもつ． 無味無臭．

表4 ゲル化剤の主原料別のおもな商品名とメーカー名

主原料	商品名	メーカー名
寒天	介護食用寒天 介護食用ゼラチン寒天	伊那食品工業 伊那食品工業
ゼラチン	ゼラチンパウダークイックタイプ AUゼラチン ゼリーエース ゼラチンニューシルバー ゼラチンRR	フードケア 宮城化学 野洲化学工業 新田ゼラチン 新田ゼラチン
カラギーナン	アクアジュレパウダー クールアガー イナアガーL クリアガー	フードケア 新田ゼラチン 伊那食品工業 青葉化成
耐熱性ゲル化剤※	ホットでもゼリー ソフティアG スルーパートナー かたまるくん	フードケア ニュートリー キッセイ薬品工業 宮源
酵素入りゲル化剤	スベラカーゼ スベラカーゼLite ソフティアU ホット＆ソフトプラス	フードケア フードケア ニュートリー ヘルシーフード
非加熱ゲル化剤※※	ミキサーパウダーMJ まとめるこeasy ミキサー＆ソフト かためりん	フードケア クリニコ ヘルシーフード ニュートリー

※高温（約40～70℃）でゲル化する．温かいゼリー食の作成が可能で，近年普及してきている．
※※品温が高温時に撹拌するとゲル化し，低温で撹拌するとムース状になる，加熱冷却の要らないゲル化剤．

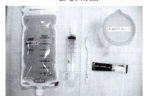 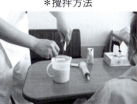 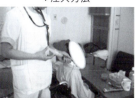

図3 半固形化法の手順例
使用増粘食品；ネオハイトロミールⅢ（フードケア）
使用栄養食品；アイソカルRTU（ネスレ日本 ネスレヘルスサイエンスカンパニー）
　①可能であれば，対象者を座位姿勢もしくは，リクライニング30度以上にする．
　②経腸栄養剤に増粘食品を1%添加する．添加後，スプーンなどで「ダマ」ができないように30回攪拌する．
　③攪拌直後に50ccチップを用いて経鼻胃経管栄養チューブより繰り返し注入する．注入スピードは，注入量400〜600mLを10〜15分かけて注入する．
　④注入後，20分ほど注入時と同一体位で安静にする．

▶ Chapter 11の確認事項 ▶ eラーニング スライド17対応

1. 半固形化法の概要を理解する．
2. 胃食道逆流を防止する至適粘度を理解する．

Chapter 12　半固形化法の手順例 →（eラーニング▶スライド18）

　半固形化法の手順例を図3に記載した．ここで使用している増粘食品は，ネオハイトロミールⅢであるが，増粘食品の原材料が同成分であれば同じ作用が期待できると予測される．しかし，各商品で増粘多糖類の量や配合比率が違うため胃内での粘度がどれくらいになるかは不明である．他商品を使用する際は，同じ手順で同じ結果になるか不明であるので慎重な検討をしていただきたい．経腸栄養剤についても，半消化態栄養剤なら同程度の効果が期待できる．しかし，各商品でタンパク質浮遊率や脂肪浮遊率が異なるので，特に，タンパク質浮遊率が少ない商品では十分な粘度が得られない可能性があるので注意が必要である．

▶ Chapter 12の確認事項 ▶ eラーニング スライド18対応

1. 半固形化法の手順例を理解する．

Chapter 13　半固形化法の注意点，適応 (表5) →（eラーニング▶スライド19）

　半固形化法は，胃内環境において経腸栄養剤に含まれるタンパク質と胃酸，増粘食品がそれぞれ反応し半固形化される方法である．したがって，胃全摘の患者や胃酸分泌抑制剤（プロトンポンプインヒビター；PPI）などを服用している患者では半固形化形成力がない，もしくは非常に弱いことが予測されるので注意が必要である．

表5　半固形化法の注意点，適応

注入時注意点	増粘食品を用いた半固形化法では，8Frチューブを使用した場合，注入開始5分，量にして200〜250mL程で粘度が急激に上昇し，注入に努力を要し困難となる．したがって，一度に半固形化する量は200〜250mLとし，なおかつ5分以内に注入することがスムーズに注入できるポイントである．経腸栄養剤の一回量が250mLを超える場合は，分割して実施するのがよい．
半固形化法の適応	適応基準 ①胃食道逆流がある場合 ②下痢の原因が経腸栄養剤（症候性下痢でない）の場合 ※以下の患者は慎重な検討が必要 ①胃酸分泌抑制剤（プロトンポンプインヒビター：PPI）を服用している患者 ②胃切手術後で胃酸分泌量が少ないと予測される患者

▶ Chapter 13の確認事項 ▶ eラーニング スライド19対応

1 半固形化法の注意点を理解する．

2 半固形化法の適応を理解する．

文　献

1）大越ひろ：E.栄養摂取方法．増粘剤（トロミ調整剤）の適切な使用方法．藤谷順子編，Monthly Book Medical Rehabilitation，57：132-139，2005．

2）手嶋登志子編：高齢者の食介護ハンドブック，医歯薬出版，東京，52-76，2007．

3）合田文則：半固形化栄養剤（食品）による胃ろうからの短時間注入法．臨床栄養，106（6）：757-762，2005．

第5分野
摂食嚥下障害患者の栄養
24 ― 食物形態の調整

75 嚥下調整食

Lecturer ▶ 中尾真理[1]，栢下　淳[2]

1) 東北生活文化大学家政学部家政学科教授
2) 県立広島大学地域創生学部健康科学コース教授

学習目標 Learning Goals

- 日本摂食嚥下リハビリテーション学会嚥下調整食分類2021[1]（食事・とろみ）について理解する
- 日本摂食嚥下リハビリテーション学会嚥下調整食分類2021における食品の分類と評価方法について理解する

▶Chapter 1　嚥下調整食に求められるもの → (eラーニング ▶ スライド2)

　摂食嚥下障害患者には，低栄養や脱水，誤嚥や窒息などの大きな課題がある．そのため，嚥下調整食とは，摂食嚥下障害患者にとって個々の機能を考慮し調理・工夫された食事であり，安全でなければならない．

　嚥下調整食は，個々の機能に合わせることが必要であり，難易度の低い食事形態から難易度の高いものなど，段階に応じていくつかの食事形態で対応する．作成においては，食材の特徴を理解し，適切な食材を選択し，材料の計量や調理工程，できあがった料理の管理などその品質管理には十分な配慮が必要である（調理についてはp.104「76．調理器具」参照）．また，市販食品の利用も考えられる．

Chapter1の確認事項 ▶ eラーニング スライド2対応

 嚥下調整食の目的，概要を理解する．

▶Chapter 2　必要栄養量の充足と嚥下調整食の経口摂取 → (eラーニング ▶ スライド3)

　摂食嚥下障害患者の治療の際には，必要栄養量の充足という考え方も必要である（図1）．特に摂食嚥下障害がある患者は，受診・診断までに低栄養が進行している場合が往々にしてある[2]．また，嚥下調整食作成の際に加水をするため重量あたりの栄養分は薄められてしまう．経口摂取のみで栄養摂取を目指すと低栄養となる傾向がある[3,4]．摂食嚥下障害の加療のうえでは，常に各患者の必要栄養量を意識し，「経管栄養のみ」「経管栄養に経口摂取を追加する栄養摂取」「経口摂取に経管栄養で補充する栄養摂取」「経口摂取のみ」と段階的に患者の嚥下機能に合わせて変更していく工夫が必要である．

Chapter 2の確認事項 ▶ eラーニング スライド3対応

1 患者の必要栄養量を意識する．そのうえで，段階的に必要栄養量が満たせるような栄養摂取方法を，患者の状態を加味しながら考える．

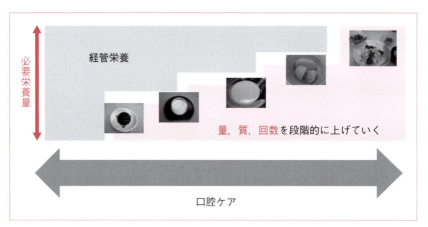

図1 必要栄養量の充足と嚥下調整食の経口摂取

Chapter 3　日本摂食嚥下リハビリテーション学会嚥下調整食分類開発の経緯 →（eラーニング▶スライド4）

　日本摂食嚥下リハビリテーション学会嚥下調整食分類（以下，文中では学会分類と略す）の開発の経緯を記す．日本では2000年代初頭には嚥下調整食の統一名称がなく，地域や施設ごとに多くの名称や段階が混在していた．これに対し，2010年より本学会の医療検討委員会内に嚥下調整食特別委員会が設けられ，2012年に「嚥下調整食5段階」という試案が作成された．その後これに対するパブリックコメントが募集され，委員会で検討が重ねられ，学会分類2013[5]が作成された．その後新たな知見やとろみの客観的な評価方法などに改善が加えられ，学会分類2013が加筆・修正されて，学会分類2021が作成された．

▶ Chapter 3の確認事項 ▶eラーニング スライド4対応

1 学会分類の開発に至る経緯を理解する．

Chapter 4　日本摂食嚥下リハビリテーション学会嚥下調整食分類の作成目的 →（eラーニング▶スライド5）

　学会分類の作成の目的は第一に地域や施設ごとに混在していた嚥下調整食やとろみ飲料の名称・形態の統一である．そのために必要な，調理現場で実施可能な客観的評価の方法も，学会分類の中で提案されている．本学会分類の利用により，病院から施設・施設から在宅のような，患者・利用者の動きに応じた連携を促進することが目的の一つであり，これにより嚥下調整食の提供や作成方法の指導等の診療報酬収載を最終的な目標とする．

▶ Chapter 4の確認事項 ▶eラーニング スライド5対応

1 学会分類の作成目的を理解する．
2 嚥下調整食やとろみ飲料の名称・形態を統一することにより，どのようなことが可能になるか理解する．

表1　学会分類2021[1)]の概要

- 学会分類2021 は，5段階7分類である.
- 食事ととろみ付きの液体をそれぞれ分けて分類している.
- 数字によるコード名称を与え，早見表では，形態についての記述と形態の目的（用途）と特色が記述されている.
- とろみの客観的な測定方法として，従来のLine Spread Test（LST）に加え，シリンジ残留量テストが加えられた.

▶ Chapter 5

日本摂食嚥下リハビリテーション学会嚥下調整食分類2021の概要 → （eラーニング ▶ スライド6）

　ここで，学会分類2021の概要を紹介する（**表1**）．学会分類2021はコード0〜コード4までの5段階，0jと0t, 2-1と2-2を含む7分類である（Chapter 6参照）．本分類では食事ととろみ付きの液体をそれぞれ分けて分類しており，とろみ付きの液体はとろみの濃さ（粘性）により3段階に分かれている．すべての段階には，数字によるコード名称が与えられている．それぞれの段階については論文[1)]には，詳細な形態についての記述・特色・用途が記述されている．また，論文には早見表が掲載されており，これにより具体的な主食の例や必要な咀嚼能力も示されている．2021年の改訂では，学会分類2013では掲載されていなかったシリンジ残留量テストが，とろみの簡易な測定方法として追加された.

▶ Chapter 5の確認事項 ▶ eラーニング スライド6対応

1. 学会分類による嚥下調整食の区分けの仕方を理解する.
2. とろみの区分の仕方を理解する.

▶ Chapter 6

日本摂食嚥下リハビリテーション学会嚥下調整食分類2021の全容 → （eラーニング ▶ スライド7）

　学会分類2021を**図2**に示す．学会分類2013は，成人の中途障害による嚥下障害例に対応できるように検討され，器質的な狭窄による嚥下障害例や小児は適応外とされている．小児の嚥下障害の発達過程を考慮した嚥下調整食は，2018年に別途嚥下調整食特別委員会より出版[6)]されている（これについては今回ここでは取り上げない）.

▶ Chapter 6の確認事項 ▶ eラーニング スライド7対応

1. 学会分類では，段階を形態に基づいて区分けしていることを理解する.
2. 量や栄養成分は，学会分類での嚥下調整食分類において含めない.

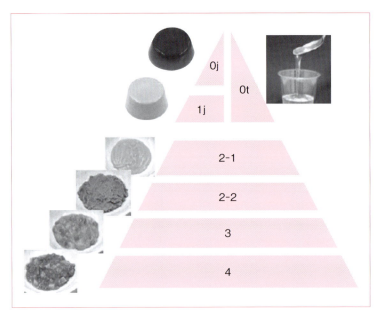

図2　学会分類2021

> Chapter 7　**コード0, 1j** → (eラーニング ▶ スライド8)

　各段階について説明していく．コードのなかのjはゼリー状（jellyの略），tはとろみ（thickの略）を示す．

　コード0は直接嚥下訓練もしくは経口摂取を開始する際に用いられる食品を想定している．コード0jはタンパク含有量が少ないお茶やジュースを固めたゼリーを，コード0tはタンパク含有量が少ないお茶などのとろみである．どちらから直接訓練もしくは経口摂取を開始するかについて正答はなく，症例の特性に基づいて治療者がそれぞれ判断する．コード1jはタンパク質を含有したゼリーやプリン，ムース，卵豆腐などである．コード1jはコード0を使用した場合に比べて誤嚥のリスクがやや低下し，咽頭通過に適した物性の食塊であれば，嚥下可能である症例への適応を想定している．

　コード0も1もともに均質であること，付着性が低いこと，凝集性があること，離水が少ないこと（噛んでも滲み出る水が少ないこと）が求められている．特にゼリー状の食品は，少量をスライス状にすくって，そのまま丸飲みをすることができる物性である必要がある．

▶ Chapter 7の確認事項 ▶ eラーニング スライド8対応

1　学会分類コード0, 1の定義を理解する．
2　コード0, 1に共通して求められる要素（物性）を理解する．

> Chapter 8　**コード2** → (eラーニング ▶ スライド9)

　コード2は一般的にピューレ，ペースト，ミキサー食と呼ばれているものが相当する．コード2-1は粒がなく均質で滑らかなものである．コード2-2は粒があって不均質なものである．両者ともに付着性が低く離水が少ないものが適する．

> **Chapter 8の確認事項 ▶ eラーニング スライド9対応**

1 コード2の定義，特性を理解する．

Chapter 9 **コード3, 4 →** (eラーニング **▶スライド10**)

　コード3は一般的に「やわらか食」や「ソフト食」と呼ばれるものが対象となる．形はあるが舌でつぶすことができ，食塊形成が容易で，咀嚼しても口腔内で離水が少ないものが想定されている．粉砕再形成は必須ではなく，十分軟らかい素材を調理したものが該当する．主食としては離水に配慮したかゆなどが含まれる．

　コード4は，一般的に軟菜・移行食と呼ばれるものが対象となる．歯ぐきでつぶすことができ，歯や補綴物がない者も食べることができるようになっている食事である．素材に配慮された煮込み料理や卵料理，全がゆや軟飯が想定され，箸やスプーンで切れ，指でつぶせる軟らかさの食事である．

> **Chapter 9の確認事項 ▶ eラーニング スライド10対応**

1 コード2の定義，特性を理解する．

Chapter 10 **学会分類2021（食事）早見表**[1] **→** (eラーニング **▶スライド11**)

　表2は，学会分類2021（食事）の早見表である．学会分類2021では，それぞれのコードに関して既存のさまざまな分類との対応関係も示している．コード0jは嚥下食ピラミッドL0，嚥下困難者用食品許可基準Ⅰに対応している．

> **Chapter 10の確認事項 ▶ eラーニング スライド11対応**

1 学会分類2021と各種の食事分類との対応関係を理解する．

Chapter 11 **学会分類2021（とろみ）の概要 →** (eラーニング **▶スライド12**)

　学会分類2021では，嚥下障害患者のためのとろみ付き液体を3段階に分けて表示している（**図3**）．段階1は薄いとろみ，段階2は中間のとろみ，段階3は濃いとろみである．段階番号はとろみ調整食品，いわゆるとろみ剤の使用量の少ない順番を示しており，嚥下における難易度ではない．以下にその概要を示す．

　　段階1：薄いとろみは口に入れると口腔内に広がり，飲み込む際には大きな力を要せず，細いストローでも十分吸える程度の粘度のとろみのついた飲料である．

　　段階2：中間のとろみは口腔内ではすぐには広がらず，舌の上でまとめやすく，フォークですくうと歯の間から落ちるが，スプーンですくうとこぼれない程度の粘度のとろみのついた飲料である．この，中間のとろみはストローで吸うには抵抗がある．中間のとろみは，脳卒中後の嚥下障害などにまず試みることが想定されている．

表2　学会分類2021（食事）早見表

「日摂食嚥下リハ会誌25（2）：135-149，2021」または日本摂食嚥下リハ学会HP：https://www.jsdr.or.jp/wp-content/uploads/file/doc/classification2021-manual.pdf「嚥下調整食学会分類2021」を必ずご参照ください.

コード【I-8項】		名称	形態	目的・特色	主食の例	必要な咀嚼能力【I-10項】	他の分類との対応【I-7項】
0	j	嚥下訓練食品0j	均質で，付着性・凝集性・かたさに配慮したゼリー離水が少なく，スライス状にすくうことが可能なもの	重度の症例に対する評価・訓練用少量をすくってそのまま丸呑み可能残留した場合にも吸引が容易たんぱく質含有量が少ない		（若干の送り込み能力）	嚥下食ピラミッドL0えん下困難者用食品許可基準I
	t	嚥下訓練食品0t	均質で，付着性・凝集性・かたさに配慮したとろみ水（原則的には，中間のとろみあるいは濃いとろみ*のどちらかが適している）	重度の症例に対する評価・訓練用少量ずつ飲むことを想定ゼリー丸呑みで誤嚥したりゼリーが口中で溶けてしまう場合たんぱく質含有量が少ない		（若干の送り込み能力）	嚥下食ピラミッドL3の一部（とろみ水）
1	j	嚥下調整食1j	均質で，付着性，凝集性，かたさ，離水に配慮したゼリー・プリン・ムース状のもの	口腔外で既に適切な食塊状となっている（少量をすくってそのまま丸呑み可能）送り込む際に多少意識して口蓋に舌を押しつける必要がある0jに比し表面のざらつきあり	おもゆゼリー，ミキサー粥のゼリーなど	（若干の食塊保持と送り込み能力）	嚥下食ピラミッドL1・L2えん下困難者用食品許可基準IIUDF区分　かまなくてもよい（ゼリー状）（UDF：ユニバーサルデザインフード）
2	1	嚥下調整食2-1	ピューレ・ペースト・ミキサー食など，均質でなめらかで，べたつかず，まとまりやすいものスプーンですくって食べることが可能なもの	口腔内の簡単な操作で食塊状となるもの（咽頭では残留，誤嚥をしにくいように配慮したもの）	粒がなく，付着性の低いペースト状のおもゆ粥	（下顎と舌の運動による食塊形成能力および食塊保持能力）	嚥下食ピラミッドL3えん下困難者用食品許可基準IIIUDF区分　かまなくてもよい
	2	嚥下調整食2-2	ピューレ・ペースト・ミキサー食などで，べたつかず，まとまりやすいもので不均質なものも含むスプーンですくって食べることが可能なもの		やや不均質（粒がある）でもやわらかく，離水もなく付着性も低い粥類	（下顎と舌の運動による食塊形成能力および食塊保持能力）	嚥下食ピラミッドL3えん下困難者用食品許可基準IIIUDF区分　かまなくてもよい
3		嚥下調整食3	形はあるが，押しつぶしが容易，食塊形成や移送が容易，咽頭でばらけず嚥下しやすいように配慮されたもの　多量の離水がない	舌と口蓋間で押しつぶしが可能なもの押しつぶしや送り込みの口腔操作を要し（あるいはそれらの機能を賦活し），かつ誤嚥のリスク軽減に配慮がなされているもの	離水に配慮した粥など	舌と口蓋間の押しつぶし能力以上	嚥下食ピラミッドL4UDF区分　舌でつぶせる
4		嚥下調整食4	かたさ・ばらけやすさ・貼りつきやすさなどのないもの箸やスプーンで切れるやわらかさ	誤嚥と窒息のリスクを配慮して素材と調理方法を選んだもの歯がなくても対応可能だが，上下の歯槽提間で押しつぶあるいはすりつぶすことが必要で舌と口蓋間で押しつぶすことは困難	軟飯・全粥など	上下の歯槽提間の押しつぶし能力以上	嚥下食ピラミッドL4UDF区分　舌でつぶせる　およびUDF区分歯ぐきでつぶせる　およびUDF区分容易にかめるの一部

本表は学会分類2021（食事）の早見表である．本表を使用するにあたっては必ず「嚥下調整食学会分類2021」の本文を熟読されたい．なお，本表中の【　】表示は，本文中の該当箇所を指す.

*上記0tの「中間のとろみ・濃いとろみ」については，学会分類2021（とろみ）を参照されたい.

本表に該当する食事において，汁物を含む水分には原則とろみを付ける．【I-9項】

ただし，個別に水分の嚥下評価を行ってとろみ付けが不要と判断された場合には，その原則は解除できる.

他の分類との対応については，学会分類2021との整合性や相互の対応が完全に一致するわけではない．【I-7項】

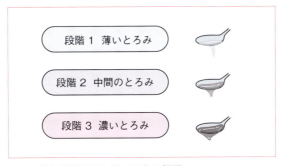

図3 学会分類2021(とろみ)の概要
段階番号はとろみ調整食品の使用量の少ない順で,難易度ではない.

段階3:濃いとろみはまとまりがよく送り込むのに力が必要で,スプーンに乗せて傾けても形状が保たれ流れにくく,ストローで吸うことが困難な程度のとろみのついた飲料である.濃いとろみは重度の嚥下障害の症例を対象としたものが想定されており,中間のとろみで誤嚥のリスクのある症例でも安全に飲める可能性がある.一方,とろみ調整食品の種類によっては濃いとろみではかえって付着性が増し,かえって嚥下しにくくなる可能性がある.

Chapter 11の確認事項 ▶ eラーニング スライド12対応

1. 学会分類2021では,とろみ付き液体を3段階に分けていることを理解する.
2. とろみの各段階の定義を理解する.

Chapter 12 　学会分類2021(とろみ)早見表 → (eラーニング ▶ スライド13)

表3は,ここまでに説明した学会分類2021(とろみ)の早見表である.性状の説明として,段階1「薄いとろみ」と段階2の「中間のとろみ」はdrinkするという表現が適切であり,段階3「濃いとろみ」はスプーンでeatするという表現が適切という説明がある.また,コーンプレート型回転粘度計でずり速度$50\,s^{-1}$で測定した場合の物性値はそれぞれ,50～150 mPa・s,150～300 mPa・s,300～500 mPa・sである.

Chapter 12の確認事項 ▶ eラーニング スライド13対応

1. とろみ分類の各段階に該当する液体性状を理解する.

表3 学会分類2021（とろみ）早見表

「日摂食嚥下リハ会誌25（2）：135-149，2021」または日本摂食嚥下リハ学会HP：https://www.jsdr.or.jp/wp-content/uploads/file/doc/classification2021-manual.pdf「嚥下調整食学会分類2021」を必ずご参照ください．

	段階1 薄いとろみ 【Ⅲ-3項】	段階2中間のとろみ 【Ⅲ-2項】	段階3濃いとろみ 【Ⅲ-4項】
英語表記	Mildly thick	Moderately thick	Extremely thick
性状の説明 （飲んだとき）	「drink」するという表現が適切なとろみの程度．口に入れると口腔内に広がる．液体の種類・味や温度によっては，とろみが付いていることがあまり気にならない場合もある．飲み込む際に大きな力を要しない．ストローで容易に吸うことができる	明らかにとろみがあることを感じ，かつ「drink」するという表現が適切なとろみの程度．口腔内での動態はゆっくりですぐには広がらない．舌の上でまとめやすい．ストローで吸うのは抵抗がある	明らかにとろみが付いていて，まとまりがよい．送り込むのに力が必要．スプーンで「eat」するという表現が適切なとろみの程度．ストローで吸うことは困難
性状の説明 （見たとき）	スプーンを傾けるとすっと流れ落ちる．フォークの歯の間から素早く流れ落ちる．カップを傾け，流れ出た後には，うっすらと跡が残る程度の付着	スプーンを傾けるととろとろと流れる．フォークの歯の間からゆっくりと流れ落ちる．カップを傾け，流れ出た後には，全体にコーティングしたように付着	スプーンを傾けても，形状がある程度保たれ，流れにくい．フォークの歯の間から流れ出ない．カップを傾けても流れ出ない（ゆっくりと塊となって落ちる）
粘度（mPa・s）【Ⅲ-5項】	50-150	150-300	300-500
LST値（mm）【Ⅲ-6項】	36-43	32-36	30-32
シリンジ法による残留量（mL）【Ⅲ-7項】	2.2-7.0	7.0-9.5	9.5-10.0

本表は学会分類2021（とろみ）の早見表である．本表を使用するにあたっては必ず「嚥下調整食学会分類2021」の本文を熟読されたい．なお，本表中の【 】表示は，本文中の該当箇所を指す．
粘度：コーンプレート型回転粘度計を用い，測定温度20℃，ずり速度$50s^{-1}$における1分後の粘度測定結果【Ⅲ-5項】．
LST値：ラインスプレッドテスト用プラスチック測定板を用いて内径30mmの金属製リングに試料を20mL注入し，30秒後にリングを持ち上げ，30秒後に試料の広がり距離を6点測定し，その平均値をLST値とする【Ⅲ-6項】．
注1．LST値と粘度は完全には相関しない．そのため，特に境界値付近においては注意が必要である．
注2．ニュートン流体ではLST値が高く出る傾向があるため注意が必要である．
注3．10mLのシリンジ筒を用い，粘度測定したい液体を10mLまで入れ，10秒間自然落下させた後のシリンジ内の残留量である．

▶ Chapter 13　**とろみの程度を確認する方法** → （eラーニング ▶ スライド14）

　とろみの程度は溶媒（液体）の温度，塩分，酸性度，タンパク質含有量などに影響されるため，できあがったとろみ飲料を提供前に計測することが望ましい．とろみの程度を確認する方法として，学会分類2021では三つの方法で表記している（**図4**）．正確な粘度はコーンプレート型回転粘度計を用いて，測定温度20℃，ずり速度$50s^{-1}$で測定した粘度の結果であるが，臨床現場では現実的ではない．そこで，学会分類2021では，LST値とシリンジ法をとろみの程度を確認する簡易的な方法として採用している．掲載されている粘度はキサンタンガムをベースとしたとろみ調整食品を用いて作成したとろみ飲料で計測されている．ミキサーをかけた食品（コード2-1）は対象としていない．

▶ Chapter 13の確認事項 ▶ eラーニング スライド14対応

1 とろみの計測方法について，学会分類で掲げられた三つの計測方法の概要を理解する．
2 臨床で汎用される方法として，LSTとシリンジ法があることを理解する．

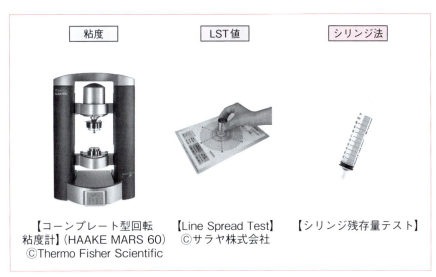

図4　とろみの程度を確認する方法

・『とろみ』の程度を簡単に測定できる．
・溶媒による影響が大きい．
（水などの測定は可能だが，油脂が入るとスリップして広がりやすい）

測定方法

① 測定板を用いて内径30mmのリングに溶液を20mL注入．
② 30秒後にリングを持ち上げる．
③ 30秒後に試料の広がり距離を6点測定し，平均値を算出する．

評価方法（mm）		
段階1	段階2	段階3
薄いとろみ	中間のとろみ	濃いとろみ
36〜43	32〜36	30〜32

図5　LST（Line Spread Test）

Chapter 14　学会分類2021（とろみ）簡易評価方法①：LST（Line Spread Test）→（eラーニング▶スライド15）

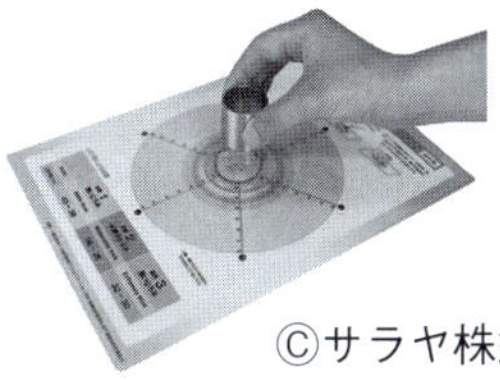

学会分類2021（とろみ）の簡易評価方法として，LST（Line Spread Test，**図5**）を紹介する．LSTは目盛のついたプラスチックの測定板の中心に内径30mmのリングを置き，測定したいとろみをリングに注ぐというものである．リングには20mLのとろみ飲料を注ぐことができる．注いだら，30秒静置し，その後リングを上に持ち上げる．液体は同心円状に広がるため，十分に広がるまで30秒待つ．30秒経過したら試料の広がりの距離を6箇所の目盛り（mmで表示）で読み取り，平均値を算出する．これがLST値となる．粘度が低ければ低いほど，液体は中心から遠くまで広がっている．段階1の薄いとろみはLST値36〜43mm，段階2の中間のとろみはLST値32〜36mm，段階3の濃いとろみはLST値30〜32mmと規定されている．

Chapter 14の確認事項▶**eラーニング スライド15対応**

1 LSTの概要を理解する．

- 10mLテルモシリンジを使用する．
- シリンジの先端を指で塞ぎ，測定したい液体※を10mLまで入れる．
- シリンジの先端を塞いでいた指を10秒間外し，液体を落とす．
- 10秒後，再びシリンジ先端を指で塞ぎ，残存している液体の量を測定する．

※キサンタンガムベースのとろみ剤使用

評価方法 (mL)		
段階1	段階2	段階3
薄いとろみ	中間のとろみ	濃いとろみ
2.2〜7.0	7.0〜9.5	9.5〜10.0

プランジャは外す

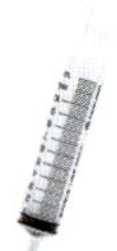

【学会分類】
テルモ社製の10mLシリンジを使用

図6　シリンジ残存量テスト

Chapter 15　学会分類2021（とろみ）簡易評価方法②：シリンジ残存量テスト → (eラーニング ▶ スライド16)

　学会分類2021のとろみの簡易評価方法として，シリンジ残留量テストを紹介する（図6）．この測定には10mLのテルモ社製プラスチック注射器（シリンジ）を用いる．測定前にストップウォッチを用意する．注射器は押子（プランジャ）を外しておく．まずシリンジの先端を指で塞ぎ，測定したいとろみの液体を注射器の10mLの目盛りまで注入する．シリンジの先端を塞いでいた指を外し，10秒間液体を落とし，再びシリンジ先端を指で塞ぎ，シリンジのなかに残存した液体の量を測定する．液体の粘度が濃いほどシリンジの先端を通過しづらいため，多くの液体が残留しやすい．段階1の薄いとろみの残留量は2.2〜7.0mL，段階2の中間のとろみの残留量は7.0〜9.5mL．段階3の濃いとろみの残留量は9.5〜10.0mLである．

▶ Chapter 15の確認事項 ▶ eラーニング スライド16対応

1　シリンジ残存量テストの概要を理解する．

文　献

1) 日本摂食嚥下リハビリテーション学会嚥下調整食委員会：日本摂食嚥下リハビリテーション学会嚥下調整食分類2021．日摂食リハ会誌，25：135-49，2021．

2) Blanař V, Hödl M, Lohrmann C, Amir Y, Eglseer D：Dysphagia and factors associated with malnutrition risk：A 5-year multicentre study. J Adv Nurs, 75(12)：3566-3576, 2019. https://doi.org/10.1111/jan.14188

3) Shimizu A, Maeda K, Tanaka K, Ogawa M, Kayashita J：Texture-modified diets are associated with decreased muscle mass in older adults admitted to a rehabilitation ward. Geriatr Gerontol Int, 18(5)：698-704, 2018. https://doi.org/10.1111/ggi.13233

4) Wright L, Cotter D, Hickson M, Frost G：Comparison of energy and protein intakes of older people consuming a texture modified diet with a normal hospital diet. J Hum Nutr Diet, 18(3)：213-219, 2005. https://doi.org/10.1111/j.1365-277X.2005.00605.x

5) 日本摂食・嚥下リハビリテーション学会医療検討委員会：日本摂食・嚥下リハビリテーション学会嚥下調整食分類2013．日摂食嚥下リハ会誌，17：255-267，2013．

6) 日本摂食嚥下リハビリテーション学会医療検討委員会発達期嚥下調整食特別委員会：発達期摂食嚥下障害児（者）のための嚥下調整食分類2018．日摂食嚥下リハ会誌，22(1)：59-73，2018．

第5分野 摂食嚥下障害患者の栄養
24 — 食物形態の調整

76 調理器具

Lecturer ▶ 江頭文江
地域栄養ケア PEACH 厚木

学習目標 Learning Goals

- 嚥下調整食に適した食材の選択，調理の工夫について理解する
- 嚥下調整食をつくるための調理器具の特徴と使用方法について理解する

▶ Chapter 1 はじめに → (eラーニング ▶ スライド1)

摂食嚥下障害は，認知，咀嚼，嚥下などの機能を考慮した食事が必要となる．姿勢などの食べる環境の調整を行っても，最終的に口に入る食物が危険であれば，誤嚥は防げない．不適切な食形態・食物は，誤嚥のリスクとなりうる．ここでは，安全でおいしい嚥下調整食を提供するために，嚥下調整食に適した食材を選択し，その調理法について解説する．

▶ Chapter 2 嚥下調整食に求められるもの → (eラーニング ▶ スライド2)

嚥下調整食に求められるものには，誤嚥予防を目的にした飲み込みやすさ，低栄養予防を目的にした栄養密度が高いこと，毎日の食事の楽しみや食べることの継続性を目的にしたおいしさの三つがある（図1）．

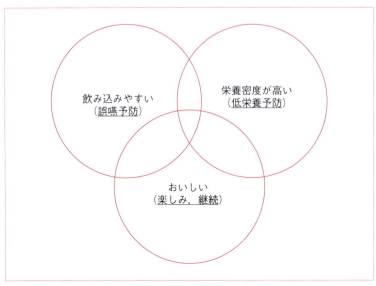

図1　嚥下調整食に求められるもの（江頭，2022．[3]）

103

表1　嚥下調整食の調理に注意したい食材の特徴と例 (江頭, 2022.[3])

食材の特徴	食品・料理の例
加熱しても軟らかくなりにくいもの	蒲鉾・こんにゃく・貝類・いか・ハム・油揚げ・きのこ類・長ネギ・白滝
硬いもの	ナッツ類・さくらえび・ごま・炒り大豆・焼肉・生野菜
繊維の強いもの	青菜類・ごぼう・筍・蓮根・かんきつ類の房・パイナップル
厚みのないもの	焼き海苔・わかめ・レタス・きゅうり
パサパサするもの	パン・ふかし芋・ゆで卵・焼き魚・凍豆腐
酸っぱいもの	酢の物
バラバラとしてまとまりにくいもの	ふりかけ・佃煮・長ネギ・きざみ食
さらさらとした液状のもの	水・お茶・清まし汁・味噌汁

▶ Chapter 2 の確認事項 ▶ **eラーニング スライド2対応**

1 嚥下調整食に必要とされる三要素を理解する.

Chapter 3 **嚥下調整食の調理に注意したい食材の特徴**

→ (eラーニング ▶ **スライド3**)

　表1は，嚥下調整食の調理に注意したい食材の特徴と例である.

　「加熱しても軟らかくなりにくいもの」には，蒲鉾・こんにゃく・貝類・いか・ハム・油揚げ・きのこ類・長ネギ・白滝がある.

　「硬いもの」には，ナッツ類・さくらえび・ごま・炒り大豆・焼肉・生野菜がある.

　「繊維の強いもの」には，青菜類・ごぼう・筍・蓮根・かんきつ類の房・パイナップルがある.

　「厚みのないもの」には，焼き海苔・わかめ・レタス・きゅうりがある.

　「パサパサするもの」には，パン・ふかし芋・ゆで卵・焼き魚・凍豆腐がある.

　「酸っぱいもの」には，酢の物，「バラバラとしてまとまりにくいもの」には，ふりかけ・佃煮・長ネギ・きざみ食がある.

　「さらさらとした液状のもの」には，水・お茶・清まし汁・味噌汁がある.

▶ Chapter 3 の確認事項 ▶ **eラーニング スライド3対応**

1 嚥下調整食の調理時に注意が必要な食材の特徴を理解する.
2 各食材の代表的な食品・料理を理解する.

表2 嚥下調整食の調理の工夫（江頭，2022．[3]）

食材の特徴	調理の工夫	
加熱しても軟らかくなりにくいもの	別の食材に代替 軟らか介護食品の利用	繊維を断つ
硬いもの	繊維を断つ，酵素を使って加熱 冷凍する	
繊維の強いもの	繊維を断つ，酵素を使って加熱 冷凍する	
厚みのないもの	切り方を変える（千切り→いちょう切り）	加熱する
パサパサするもの	油脂を加える，適度に水分を加える	
酸っぱいもの	酸味を弱める（三倍酢等）	つなぎでまとめる
バラバラとしてまとまりにくいもの	つなぎを使ってまとめる	
さらさらとした液状のもの	とろみを付ける	

▶ Chapter 4 **嚥下調整食調理の工夫**（表2）→ （eラーニング ▶ スライド4, 5）

嚥下調整食の調理の工夫には次のようなものがある．

「加熱しても軟らかくなりにくいもの」は，別の食材に代替したり軟らか介護食品を利用する．

「硬いもの」や「繊維の強いもの」は，繊維を断つように切り，酵素を使って加熱する，冷凍して繊維を破壊する，がある．

「厚みのないもの」は，千切りをいちょう切りに変えるなどして，表面積を大きくする．

「パサパサするもの」は，油脂を加えなめらかにしたり，適度に水分を加えたりする．

「酸っぱいもの」は，三倍酢など酸味を薄める工夫をする．

「バラバラとしてまとまりにくいもの」は，つなぎを使ってまとめる．

「さらさらした液状のもの」は，とろみを付ける．

嚥下調整食の調理の工夫について，「繊維を断つ」「加熱する」「つなぎでまとめる」の三つに大きくまとめられる．

▶ Chapter 4の確認事項 ▶ eラーニング スライド4，5対応

[1] 嚥下調整食の調理においてポイントとなる三つの工夫を理解する．

▶ Chapter 5 **切り方の工夫の例** → （eラーニング ▶ スライド6）

切り方の一例としては，玉ねぎを横に置いて繊維を断つように切ること，なすの皮をむくこと等があげられる．

▶ Chapter 5の確認事項 ▶ eラーニング スライド6対応

[1] 切り方の工夫として，「繊維を断つ」「皮をむく」があることを理解する．

Chapter 6　軟らかく加熱する工夫の例 →（eラーニング▶スライド7）

軟らかく加熱する工夫の例としては，ゆっくりと加熱する，蒸し焼きにする，焼くより茹でる・煮る，炒める前に下茹でするの四つがある．

▶ Chapter 6の確認事項 ▶ eラーニング スライド7対応
1. 軟らかく加熱する工夫として，ゆっくりと加熱する，蒸し焼きにする，焼くより茹でる・煮る，炒める前に下茹でする，の四つがあることを理解する．

Chapter 7　つなぎでまとめる工夫の例 →（eラーニング▶スライド8）

つなぎでまとめる工夫の例としては，卵や豆腐，小麦粉等をつなぎにして，つくねやハンバーグにする，いわしのすり身は，はんぺんや片栗粉をつなぎにする，などがあげられる．

▶ Chapter 7の確認事項 ▶ eラーニング スライド8対応
1. 料理によって，種々のつなぎを使うことを理解する．

Chapter 8　つなぎとして利用できる食品 →（eラーニング▶スライド9）

つなぎとして利用できる食品には，卵や，小麦粉・パン粉などの粉類，里芋や山芋をすりつぶしたもの，マヨネーズなどの油脂，豆腐や練りごま，ゼラチンや寒天などのゲル化剤がある（**図2**）．

▶ Chapter 8の確認事項 ▶ eラーニング スライド9対応
1. どのような食品がつなぎとして利用できるかを理解する．

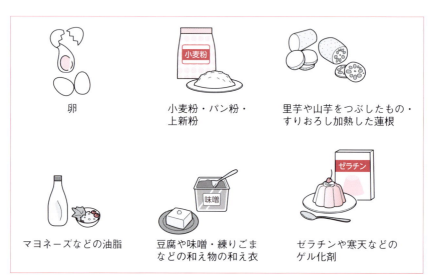

図2　つなぎとして利用できる食品（江頭，2008.[2]）より作成）

表3　なめらかにミキサーにかけるときのポイント（江頭，2022. [4]）

・低速回転から高速回転にして使用する
・しっかりと時間をかけてミキサーにかける
・温かい素材を使用する
・軟らかい素材を使用する
・つなぎの量を増やす

Chapter 9　なめらかにミキサーにかけるときのポイント
→（eラーニング▶スライド10）

さらになめらかな嚥下調整食に調理するときには，ミキサーを利用する．なめらかにミキサーにかけるには，**表3**に掲げるようなポイントがある．

▶ **Chapter 9の確認事項**▶**eラーニング スライド10対応**

1 ミキサーにかける際のポイント5点を理解する．

Chapter 10　調理器具 — 粉砕器具 — →（eラーニング▶スライド12）

粉砕するための調理器具には，ミキサー，フードプロセッサー，ハンドブレンダー，大量調理用のミキサー等がある（**図3**）．嚥下調整食を調理する工程で，必要となるのが，ミキサー類である．食材やその量により，使い分けることができる．

▶ **Chapter 10の確認事項**▶**eラーニング スライド12対応**

1 粉砕器具の種類を理解する．

Chapter 11　粉砕器具の種類と特徴（表4）→（eラーニング▶スライド13）

ミキサーの特徴は，食材を細かく切削しながら液体と一緒に攪拌し，スープ状にすることである．繊維質が残り，粘度がある仕上がりにできる．

フードプロセッサーは，食材を粗めにカットすることが得意で，混ぜる作業もできる．どんなに使っても固体が液体になることはないため，スムージーやジュース作りには向かない．

ハンドブレンダーは，ミキサーと同じく食材をスープ状に切削することができる．ミキサーと違う点は，アタッチメントが交換できて，食品を「つぶす」「切り刻む」「泡立て」といった機能が使えることである．少量でも粉砕でき，鍋に直接入れて使えて，場所を取らないため便利である．

ミキサーやハンドブレンダーは，食品や料理の水分量が必要になるが，フードプロセッサーは不要である．回転数は，フードプロセッサーが低い．

▶ **Chapter 11の確認事項**▶**eラーニング スライド13対応**

1 ミキサー，フードプロセッサー，ハンドブレンダーの特徴を理解する．

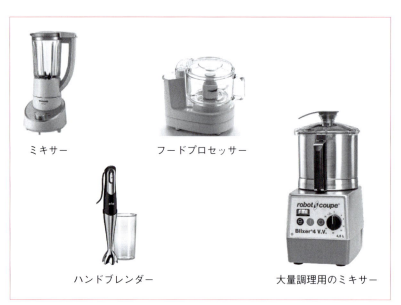

図3　調理器具〜粉砕器具〜

表4　粉砕器具の種類と特徴

種類	ミキサー	フードプロセッサー	ハンドブレンダー
特徴	食材を細かく切削しながら液体と一緒に攪拌し，スープ状にする 繊維質が残り，粘度がある仕上がりにできる	食材を粗めにカットすることが得意で，混ぜる作業もできる どんなに使っても固体が液体になることはないため，スムージーやジュースづくりには向かない	ミキサーと同じく，食材をスープ状に切削することができる ミキサーと違う点では，アタッチメントが交換できて，食品を「つぶす」「切り刻む」「泡立てる」といった機能が使える． 少量でも粉砕でき，鍋に直接入れて使えて，場所を取らないため便利
食材や料理の水分量	必要	不要	必要
回転数 (r.p.m.)	10,000〜12,000	1,500	10,000〜14,000
使用例	ポタージュ スムージー	みじん切り	ポタージュ，スムージー ペースト状

Chapter 12　ハンドブレンダーの使い方 → (eラーニング ▶ スライド14)

　ハンドブレンダー（図3）は少量でも粉砕できるため，在宅介護でもよく利用される．垂直よりも，刃を斜めに当てることで，より滑らかに攪拌できる．

▶ Chapter 12の確認事項 ▶ eラーニング スライド14対応

1 ハンドブレンダーは，刃を斜めに当てて攪拌すると効率的であるということを理解する．

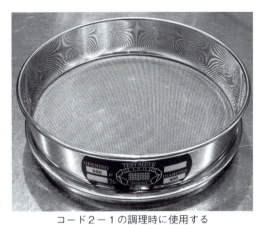
コード2-1の調理時に使用する
図4　600μmのメッシュの裏ごし器

表5　嚥下調整食の品質管理
・とろみ調整食品やゲル化剤の使用量が基準化されている
・調理過程に必要なポイント（計量，加熱温度，攪拌）が押さえられている
・ゼリーやムース，かゆなどの料理の物性が一定である
・調理後も，料理の保存や喫食過程においても物性は一定である
・食事提供後の変化に対応できるシステムがある

Chapter 13　業務用粉砕器具の用途 →（eラーニング▶スライド15）

業務用の粉砕器具には，「粉砕」「攪拌」「乳化」ができるものもある．

Chapter 13の確認事項 ▶ eラーニング スライド15対応

1 業務用粉砕器具の使途を理解する．

Chapter 14　600μmのメッシュの裏ごし器 →（eラーニング▶スライド16）

図4は，600μmのメッシュの裏ごし器である．コード2-1（p.96参照）の調理時には，600μmのメッシュの裏ごし器に通す．

Chapter 14の確認事項 ▶ eラーニング スライド16対応

1 コード2-1で使用する調理器具を理解する．

Chapter 15　嚥下調整食の品質管理 →（eラーニング▶スライド17）

嚥下調整食の品質管理（表5）では，提供する料理の基準化がされており，その物性が調理後から食べ終わるまで，一定であることが求められる．

品質管理を行うためには，調理プロセスや調理後の料理の保存システムについて構築する必要がある．調理工程では，ミキサーにかけるときの食材と水分の割合や，どの程度ミキサーにかけるかなど，誰が調理しても同じように仕上がるように工夫する．

さらにはフロアで食事を提供するときの配慮（どのような順番で配膳・食事介助を行うか等），介助側の提供基準がある．ゼリーが溶ける，離水する，おかゆが分離する，冷めて物性が変化するなど食事提供後の変化に対応できるようなシステムも，押さえておく必要がある．

Chapter 15 の確認事項 ▶ e ラーニング スライド 17 対応

1 品質管理では，料理の基準化が重要であることを理解する．

2 調理プロセスや調理後の料理の保存システム構築が鍵となる．

3 料理提供体制についても，十分に整える必要がある．

文　献

1) 江頭文江：家庭で作れる　かみやすい，飲み込みやすい高齢者のやわらか食132．Gakken，東京，19-25，2019

2) 江頭文江：在宅生活を支える！ これからの新しい嚥下食レシピ．三輪書店，東京，47，2008．

3) 江頭文江：訪問看護のための栄養アセスメント・食支援ガイド．中央法規出版，東京，106，108-110，2022．

4) 江頭文江監修：おうちで食べる「嚥下調整食」のおはなし～スムーズな退院に向けて～．フードケア，神奈川，8，2022．

索 引

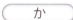

アイスマッサージ 64
悪液質 23
アルブミン 18
医原性サルコペニア 32
胃食道逆流 45, 47, 56, 67
1日エネルギー必要量 25
胃瘻 9, 46, 53, 65
栄養アセスメント 12, 13, 17, 52
栄養スクリーニング 12, 13, 52
栄養チューブ 58
栄養評価 12
嚥下食ピラミッド 98
嚥下調整食 93, 103

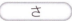

回復期リハビリテーション病棟 42, 43
過栄養 22
攪拌 85
下腿周囲長 13
学会分類2021（食事） 95, 97
学会分類2021（とろみ） 86, 95, 97, 99
活動係数 39
カラギーナン 88
簡易栄養状態評価表 37
簡易懸濁法 56, 67
間歇的経管栄養法 53, 54, 63
間歇的口腔胃栄養法 63, 64, 65
間歇的口腔食道栄養法 63, 64, 65
間接熱量測定 45
寒天 88
きざみ食 87
キサンタンガム系 84, 85
基礎エネルギー消費量 39, 45
基礎代謝エネルギー 6
基礎代謝基準値 6
筋肉量低下 28
筋力低下 28
グアーガム系 84, 85
クワシオルコル 39
経管栄養 45, 52, 53
　　――による合併症 56, 57
経腸栄養剤 9
経腸栄養法 9
経鼻経管栄養 53, 54, 58
経皮内視鏡的胃瘻造設術 53, 54

頸部回旋 59, 60
血清アルブミン値 2
下痢 67
ゲル化剤 84, 88, 89
誤嚥性肺炎 26, 32, 45
コーンプレート型回転粘度計 75, 100
国立健康・栄養研究所の式 6, 45

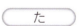

サルコペニア 25, 26, 28, 35
サルコペニアの摂食嚥下障害 30, 31, 32, 33
　　――の診断フローチャート 31
色素法 62
脂質 7
主観的包括的評価 15, 16
消化器合併症 55, 57
静脈栄養 10
静脈経腸栄養ガイドライン 39
上腕筋囲 13
上腕筋面積 13
上腕三頭筋部皮下脂肪厚 13
上腕周囲長 13
食品温 80
食物形態 72
食物物性 72
食欲低下 36
シリンジ残存量テスト 95, 100, 102
人工的水分・栄養補給法 52
推定エネルギー必要量 38
ストレス係数 39
ずり速度 75, 100
成分栄養剤 58
舌圧 31
摂食嚥下障害 9
ゼラチン 88
増粘食品 84, 86

た

体格指数 13
体重 13
大腿骨近位部骨折 44
脱水 8, 18
ダブルルーメンタイプ 47
タンパク質・エネルギー低栄養状態 35, 39
ダンピング症候群 47

窒素出納試験 6
中心静脈栄養 10, 53
チューブ 58
チューブ位置確認方法 61
チューブの閉塞予防 67
調理器具 107
低栄養 2, 21, 35
テクスチャー特性 79, 80
デンプン系 84, 85
トランスサイレチン 18
とろみ 10
とろみ飲料 94, 100
とろみ調整食品 84
とろみ付き液体 86, 97

二次性サルコペニア 30
日本人の食事摂取基準 2, 6, 8, 36
日本人の新身体計測基準値 14
日本摂食嚥下リハビリテーション学会嚥下調整食分類2021 86, 95, 97, 99
ニュートン流体 74, 76
粘度測定 77
濃厚流動食 9
脳卒中 41, 44

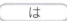

バクテリアトランスロケーション 10
ハリス・ベネディクトの式 6, 45
半固形栄養 47, 48
半固形栄養経管栄養 68
半固形化栄養剤 9
半固形化栄養法 89, 91
半固形状食物 73, 77
半消化態栄養剤 58
ハンドブレンダー 107, 108
バンパー埋没症候群 56, 65
必須脂肪酸 7
必要エネルギー量 5
必要脂質量 7
必要水分量 8
必要タンパク質量 6
非ニュートン流体 74, 76
フードプロセッサー 107
不飽和脂肪酸 7
分岐鎖アミノ酸 29
粉砕器具 107, 109

111

米国静脈経腸栄養学会ガイドライン　55
ペクチン　89
ボールバルブ症候群　65

ま

末梢静脈栄養法　10
マラスムス　39
ミキサー　107
ミキサー食　87

ら

梨状窩　60
リノール酸　7
リハビリテーション栄養　20, 25, 29
リハビリテーション栄養ケアプロセス
　22
流動食　9
るい痩　43
レジスタンストレーニング　29

瘻孔　56, 65
瘻孔周囲炎　65

欧文

AC　13
AHN　52
alb　18
AMA　13
AMC　13
BEE　39, 45
BMI　13
B 型回転粘度計　77
CC　13
CONUT 法　15
E 型回転粘度計　75, 100
FIM 効率　43
FIM 利得　43
Ganpule の式　6, 45
GLIM 基準（GLIM criteria）　3, 4, 23

GNRI　15
Harris-Benedict の式（H-B 式）　6, 45
IC 法　53, 54
IOE　63
JARD2001　14
Kaup 指数　17
LST　100, 101
METs　24
MNA　4, 21, 37
MNA-SF　3, 37
NG 法　53, 54
OE 法　63, 64, 65
OG 法　63, 64, 65
PEG　53, 54
PEM　35, 39
SGA　15, 16
SMART　25
TSF　13
TTR　18

日本摂食嚥下リハビリテーション学会
eラーニング対応
第5分野 摂食嚥下障害患者の栄養Ver. 4 ISBN978-4-263-45170-0

2011年5月20日	第1版第1刷発行
2014年10月5日	第1版第2刷発行
2015年12月10日	第2版第1刷発行
2020年9月25日	第3版第1刷発行
2024年12月20日	第4版第1刷発行

編 集　日本摂食嚥下リハビリ
　　　　テーション学会

発行者　白　石　泰　夫

発行所　医歯薬出版株式会社

〒113-8612　東京都文京区本駒込1-7-10
TEL.(03) 5395-7638(編集)・7630(販売)
FAX.(03) 5395-7639(編集)・7633(販売)
https://www.ishiyaku.co.jp/
郵便振替番号 00190-5-13816

乱丁,落丁の際はお取り替えいたします. 　　　　印刷・真興社／製本・愛千製本所
　　　　　Ⓒ Ishiyaku Publishers, Inc., 2011, 2024.　Printed in Japan

---

本書の複製権・翻訳権・翻案権・上映権・譲渡権・貸与権・公衆送信権(送信可能化権を含む)・口述権は,医歯薬出版(株)が保有します.

本書を無断で複製する行為(コピー,スキャン,デジタルデータ化など)は,「私的使用のための複製」などの著作権法上の限られた例外を除き禁じられています.また私的使用に該当する場合であっても,請負業者等の第三者に依頼し上記の行為を行うことは違法となります.

[JCOPY] <出版者著作権管理機構 委託出版物>

本書をコピーやスキャン等により複製される場合は,そのつど事前に出版者著作権管理機構(電話03-5244-5088,FAX 03-5244-5089,e-mail:info@jcopy.or.jp)の許諾を得てください.